KB131387

"
운동독학,
누구나 쉽고 전문적으로

핏블리가 존재하는 이유이며,
우리가 창조하고자 하는 **미래**입니다.

"

핏블리
기초 운동지식
전략집

유튜브 댓글로 보는
핏블리 생리학 이론의 힘

JAN* 정말 확실하게 정리가 되네요. 제가 혼자서 이렇게 열심히 웨이트를 하게 될 줄 꿈에도 몰랐지만 ㅋㅋ 어찌됐건 저에 운동은 핏블리님을 알게 된 전과 후로 나뉘게 된 건 확실한 것 같아요. 운동이란 건 정말 꾸준함이 답인데 오전에 한다면 저강도 운동으로 하고 오후엔 지금처럼 강도 높은 웨이트로 딱 지금 저에 모습이네요. 핏블리 생리학 감사합니다.

임희* 많은 사람들이 고민하고 헷갈려 하는 부분을 생리학적으로 깔끔하게 설명해 주셔서 오늘도 저의 운동 지식은 +1이 되었습니다!! ^^

썬brav* 체계적인 설명 감사해요! 막무가내식 운동보다 이론 공부 후의 운동 효과는 차원이 다를듯해요!

세은412* 대박대박.... 너무 쉽고 완벽하게 다이어트vs근성장... 이해할 수 있었어요. 전략적인 몸매관리를 위해 조언하신 내용을 접목해 볼게요~

H Shi* 와 진짜 유익해요. 요즘 매일 80분 내외 유산소+웨이트 하는데... 근육이 잘 안 붙는 거예요. 오히려 근육이 빠지고 있어서 뭐지 싶었는데. 완전히 이해됐어요.

김예*   진짜 이분은 다른 헬스 유튜버분들에 비해 생리학적으로 설명해 주시니까 신뢰는 물론, 내 몸의 원인 등을 이해하기 쉽게 알려주셔서 너무 좋음!!! 그리고 생리적으로 설명 듣고 이해하니까 더욱 식습관, 운동에 뭐가 좋고 나쁜지를 다시 한번 더 생각하게 만들어주심.

빱빠뿔*   이렇게 유용한 운동 팁 자주 알려주셔서 넘 좋아요 ㅠㅠ 앞으로도 이런 영상 많이 올려주세요!!

쭈라*   진짜 핏블리쌤 영상보구 3개월만에 10키로 뺐어용 지금 체지방률 16퍼센트 1년째 유지중이에용

L6 *   이런 운동생리학 컨텐츠 너무 좋아요 ㅎㅎㅎ

워*   오늘부터 운동 시작했는데 이런 영상 사랑합니다. 감사합니다.

N H*   보통 이런 썸네일 '어쨌든 나는 못하는 거네...'로 끝나고 실천할 마음 자체가 잘 안 생기는데 (역시 핏블리) 이건 진짜 구체적이고 설득력있고 지금 내 상황에서 충분히 할 수 있는 거라서 진지하게 내 식습관 돌이켜보고 적용하려고 마음이 먹어짐. 진짜 이런걸 '유용'하다고 하는거지...

S*   항상 너무 도움받고 있어요! 너무 좋은 컨텐츠 ㅠㅠ 감사합니다.

you high*   아니 진짜 소름 돋는다 ㅋㅋㅋㅋㅋ 살부터 빼고 근육 키울까
아니면 이 상태에서 그냥 근육 키울까 고민 중이었는데 딱
올려주시다니 감사합니다 ㅠㅠ

UandD happ*   헬스 1년 차 되면서 운동을 전략적으로 하기 위해 블리님 생리학
영상 꾸준히 챙겨 보다 보니 100% 이해는 못 해도 어디 가서
다욧 상식 많이 안다고 들어요 ㅋㅋㅋ

아*   현직 간호사입니다. 저조차도 등한시하고 있던 내용인데 너무
알아듣기 쉽게 쏙쏙 박히게 얘기해 주시네요. 감사합니다.
저도 핏블리님처럼 건강한 삶을 살 수 있는 사람으로 성장해
가겠습니다. 항상 응원하고 또 좋은 영상 감사합니다.

Layla Ch*   고도비만에서 피티 받으며 운동과 식단을 시작 한지 4개월차..
15키로를 감량하는 동안 저 자신도 어색할 만큼 지난 몇 년에
비해 식욕이 너무 떨어져서 신기+불안해하고 있었는데 이
영상을 보니까 제 호르몬이 정상적으로 작동하게 돼서 그렇단 걸
알겠네요ㅎㅎ 좋은 영상 늘 감사합니다!

ㅎㅅ* 핏블리님 덕분에 식습관 생활습관 진짜 많이 개선됐어요! 우울증 심해서 살 잘 안 빠졌었는데 요새 바이오리듬이 다시 돌아왔어요!!!

gocabr gocab* 이분은 서론이 길지 않고 부연 설명이 쓸데없이 많지 않고 따로 요약정리 필요 없을 정도로 핵심만 딱딱 말해줘서 너무 좋습니다.

나* 핏블리님 영상 보면서 피티 받고 12킬로나 뺐어요! 항상 좋은 정보 알려주셔서 감사해요. 영상 보면서 단순히 다이어트만 하는 게 아니라 몰랐던 지식들도 많이 알게 되고, 엄청 공부되고 있어요.

HJ Le* 이런 고퀄 강의를 제공해 주셔서 감사합니다. 쉽게 설명해 주셔서 이해가 잘 되네요. 명심하고 운동을 꾸준하게 해야겠어요.

CONTENTS

프롤로그

3장. 체중관리 전략

PROLOGUE

운동은 '몸'으로 하는게 아니라 '머리'로 하는겁니다

Hey what's up guys~! 안녕하세요 핏블리 문석기입니다. 벌써 아홉 번째 책으로 인사를 드리네요. 이번 책에서는 운동하는 사람이라면 꼭 알아야 할 기초 이론을 생리학부터 스포츠 영양학 그리고 전략적 다이어트 방법까지, 기초적인 내용을 담았습니다.

핏블리 유튜브 채널을 통해 매번 강조하듯, 운동은 '열심히' 하는 게 아니라 '효율적'으로 하라는 말이 이 책에 담겨있습니다. 체중 증가와 근육 증가를 원하는 사람이 다이어트 식단과 다이어트 운동프로그램을 하면 효과가 없듯, 본인 상황과 목적에 맞는 식단과 운동프로그램이 필요합니다. 엉덩이 사이즈를 키우고 싶은데 어깨 운동 루틴만 한다면 결과가 안 나오듯, 목표에 맞는 운동 루틴 설정이 중요합니다. 특히나 식단이 운동만큼 중요한데 너무 적은 양의 칼로리를 섭취하거나 혹은 너무 과도한 단백질 섭취를 하는 분들이 있습니다. 자신의 체중과 운동 목적에 맞게, 그리고 가장 고려해야 하는 운동 강도에 맞게 영양을 섭취하는 것도 정말 중요합니다. 다이어트를 위해 가장 많이 하는 유산소 운동도 운동 강도와 심박수에 따라 탄수화물 대사가 주를 이룰 수 있고, 지방 대사를 주로 이룰 수도 있습니다. 이와 같은 기초 운동지식만 있어도 내 상황과 운동 목적에 맞는 방법을 스스로 설계할 수 있습니다.

이번 책은 다른 책들 보다 조금 더 가볍게 읽어볼 수 있도록 최대한 쉬운 내용으로 담았습니다. 책에 포함된 QR코드를 통해 영상 자료도 확인할 수 있으니 책 정독과 유튜브 영상 시청을 하신다면 식단과 운동프로그램을 스스로 설계하실 수 있을 거예요!

지금까지 아홉 권의 책을 출판하면서 다양한 방법으로 운동 공부를 할 수 있도록 노력하고 있으니 이 책을 구매하셨다면 꼭 3번만 정독해 보시는 걸 추천해 드리겠습니다. 늘 핏블리와 함께해 주시는 110만 구독자님(선배님)께 다시 한번 감사의 말씀을 전합니다.

핏블리도 다이어트 중인 2022년 8월,

핏블리 문석기

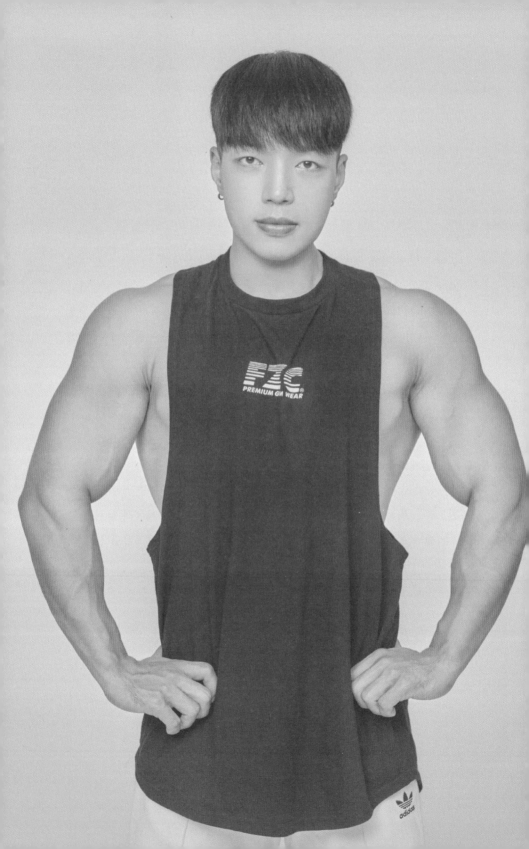

1장
근성장, 운동 전략

01

운동해도
몸이 좋아지지 않는 이유

혹시 운동을 열심히 하는데 근육이 자라지 않는 분 계신가요? 그런 분들은 운동 후에 섭취하고 있는 영양을 점검해보실 필요가 있어요. 여러분들이 다이어트할 때 탄수화물을 꼭 먹어야 하는 이유, 그리고 단백질을 어느 정도로 먹어야 하는지, 대체 얼마만큼을 먹어야 하는지를 알려드릴게요.

운동, 얼마나 해야 하는 거야?

많은 분이 운동만 하면 근육이 생긴다고 생각하는데 사실 운동하는 행위 자체는 근손실이 나는 행위에요. 운동은 몸을 움직이기 때문에 저장된 에너지를 사용하는 이화작용이라고 보시면 됩니다. 반대로 우리가 휴식을 취하고 음식을 먹는 건 섭취한 영양소를 몸에 저장하는 동화작용이라고 보시면 돼요. 두 개는 완전히 다르고 두 개가 동시에 일어나기는 굉장히 힘듭니다.

그런데 만약 우리가 운동만 하고 영양 섭취를 안 하게 될 경우 운동으로 근육에 상처만 내고 회복이 더뎌 오히려 근손실이 날 수 있어요. 그렇기 때문에 운동이 끝나고서 영양 섭취는 운동만큼 정말 중요합니다. '먹는 그것까지가 운동이다' 라는 말 아시죠. 운동을 하고 나서 제대로 된 영양을 섭취하지 않을 경우 운동이 아니라 노동이 될 수 있어요.

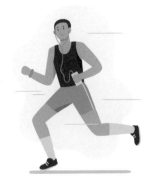
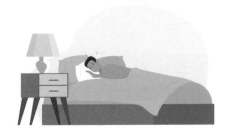

<이화작용 (왼), 동화작용(오)>

이제 운동 후 추천하는 영양 섭취법을 알려드릴게요. 운동이 끝나고 많은 분이 단백질을 정말 잘 챙겨 먹는데 탄수화물은 전혀 안 드시는 분들이 많아요. 사실 운동이 끝난 후 가장 많이 보충이 필요한 에너지는 탄수화물 에너지에요. 근육 운동할 때 대부분 에너지는 탄수화물을 분해하여 에너지를 발생시키기 때문에 운동이 끝난 후엔 고갈된 탄수화물을 보충하는 게 중요해요.

하지만 많은 분이 정작 중요한 탄수화물 대신 단백질만 섭취하는 경우를 많이 볼 수 있는데 단백질은 정말 극심한 운동강도가 아닌 이상 단백질 대사를 활용하는 경우는 많지 않아요. 그렇기 때문에 운동이 끝난 후 고갈된 탄수화물을 빠르게 섭취해서 에너지를 충전시키는 게 중요한데 단백질만 단일로 먹게 될 경우 인슐린 분비도가 높지 않아 탄수화물과 함께 섭취하는 걸 추천해 드려요. 탄수화물과 단백질을 같이 섭취할 때 커다란 탄수화물 분자로 인해 인슐린 분비도가 더 높아지고 이는 세포 안으로 에너지 공급에 조금 더 유리하게 됩니다. 그래서 항상 두 가지를 같이 먹는 게 훨씬 도움이 돼요. 특히 단백질은 적당히 먹는 게 중요한데 그렇다고 단백질이 덜 중요하다거나 별로 중요하지 않다는 이야기는 아니에요. 여러분들이 아시다시피 운동을 하고 나서 단백질을 섭취하는 것은 매우 중요합니다.

중요한 건 단백질을 적당히 섭취하는 거예요. 여러분들이 단백질을 섭취하게 되면 단백질은 기본 단위인 아미노산으로 분해돼서 근육과 세포에 저장되게 됩니다. 저장된 아미노산은 간으로 들어가서 우리 몸에 필요한 형태의 단백질을 재합성하게 되는데, 근육을 만드는데 저장되어있는 아미노산이 쓰이게 됩니다. 적절한 단백질 섭취가 있어야 근육을 합성할 수 있는 거예요 그렇기 때문에 단백질 섭취는 근성장에 매우 중요합니다. 하지만 중요하다고 해서 단백질을 과도하게 섭취할 경우 간과 신장에 무리를 줄 수 있어요. 특히 단백질을 과하게 섭취하면 여분의 단백질은 지방으로 축적될 수 있어요.

정리하자면 여러분이 운동이 끝나고 나서 운동이 노동이 되지 않고 근성장을 이루기 위해서는 첫 번째로 탄수화물 비율이 단백질 비율보다 높고 복합탄수화물 위주로 섭취하는 게 중요해요. 두 번째로 단백질을 먹을 땐 꼭 탄수화물과 함께 섭취해서 흡수율을 높이는 것이 중요해요. 이 두 가지만 지켜도 여러분의 근성장에 훨씬 큰 도움이 될 거예요.

02

지방연소에
제일 좋은 유산소는?

많은 분이 살 빼기 위해 운동해요. 그런데 막상 어떤 운동을 얼마나 해야 지방이 잘 빠지는지 이해하지 못한 상태에서 막연하게 운동하는 분들이 많은데요. 오늘은 먼저 1시간 운동했을 때 칼로리 소모가 가장 큰 운동을 먼저 알아보고 나아가 지방을 제대로 빼기 위한 운동 전략까지 알려드릴게요.

칼로리란?

들어가기에 앞서 칼로리에 대해 알아볼게요. 체지방을 빼려면 결국 음식으로 섭취하는 칼로리는 줄이고 운동을 해서 칼로리 소비를 늘려야 해요. 음식으로 섭취하는 칼로리는 영양성분표를 보면 쉽게 알 수 있어요. 하지만 운동을 통해 소비되는 칼로리는 어떻게 측정되는지 모르는 분들이 많으실 거예요. 일단 칼로리부터 제가 간단하게 알려드릴게요.

　모든 에너지는 결국에 열로 바뀌게 돼요. 우리가 활동하거나 운동하게 되면 체내에 저장된 에너지가 쓰이며 열이 나는데 이때 발생하는 열의 양을 계산하면 신체에서 소비되는 칼로리를 측정할 수 있어요. 그리고 평소에 칼로리라는 말을 많이 쓰는데 킬로칼로리(kilocalorie : kcal)가 더 정확한 용어예요. 1,000cal는 1kcal와 같고 1칼로리(cal)는 1g의 물을 14.5 ℃에서 15.5 ℃

로 1℃ 상승시키는데 요구되는 열에너지의 양과 동일해요.

운동으로 소비되는 칼로리 측정법

사실 운동 시 사용되는 칼로리를 아주 정확하게 측정하는 데 많은 어려움이 있어요. 오늘은 두 가지 방법을 알려드릴게요. 첫 번째는 직접 측정법이에요. 열량계를 사용해 인체에서 생산되는 열을 직접적으로 측정하는 방법이에요. 직접 측정법을 통해 신체에서 발생하는 에너지 소비량을 비교적 정확하게 측정할 수 있어요. 하지만 밀폐된 공간에서 운동해야 하므로 일반적인 운동 시 소비되는 에너지를 측정할 수 없어요.

두 번째는 간접 측정법이에요. 운동하면 호흡이 발생해요. 이 호흡을 통해 산소 섭취량과 이산화탄소 생산량 등을 측정할 수 있는데 이것을 활용해 소모된 칼로리를 계산할 수 있어요. 이 방법은 운동 생리학자들이 보편적으로 사용하는 방법이지만 제한점이 있어요. 휴식이나 지속적인 항정 상태 (steady state) 즉, 일정한 운동강도의 운동 시에 정확할 수 있으나 운동강도가 일정치 않은 운동 시에는 부정확할 수 있어요.

가장 많은 칼로리 소비되는 운동

헬스장에서 혼자 할 수 있는 유산소성 운동을 기준으로 알려드릴게요. 55kg인 여성이 1시간 운동했을 때 소비되는 칼로리 기준으로 5위는 걷기예요 걸으면 한 시간에 219kcal의 에너지가 소비돼요. 아무래도 남녀노소 쉽게 할 수 있는 운동이기 때문에 안전하고 쉽지만 많은 에너지가 소비되지는 않아요. 공동 3위는 자전거와 계단 오르기예요. 두 운동은 한 시간에 404kcal의 칼로리를 소비할 수 있어요.

걷기에 비해 에너지 소비량이 많고 나아가 허벅지 근육을 강화하는 효과도 있어요. 2위는 줄넘기예요. 한 시간에 578kcal의 에너지가 소비돼요. 걷기의 2배 이상 에너지가 소비되지만, 체중이 많이 나가거나 근육이 약하면 무릎관절에 부하가 많이 실리게 돼요. 발목을 이용해서 가볍게 뛰고 착지하는 연습을 통해 운동 자세를 정확히 배우고 해야 해요. 또한 한 번에 1시간 동안 줄넘기하기는 정말 어려워요. 1분 운동하고 2분 쉬는 형태의 인터벌 프로그램으로 서서히 운동량을 늘려가는 게 좋아요.

1위는 바로 달리기예요. 한 시간에 608kcal의 에너지가 소비돼요. 걷기의 거의 3배 가까운 에너지를 소비할 수 있어요. 그렇지만 제대로 런닝 메커니즘을 배우고 뛰어야 해요. 달리는 방법을 모르는 사람이 어딨어! 하고 생각하실 수도 있지만 기술을 정확하게 배우고 달리면 관절에 무리 가지 않게 운동할 수 있어요. 자기 몸 상태에 맞게 올바른 주법을 배우고 달리는 걸 추천해 드려요.

살 제대로 빼기 위한 유산소 운동 전략

소비되는 칼로리만 보면 달리기가 살 빼는데 가장 좋은 운동처럼 보일 수 있어요. 그런데 1시간 동안 쉬지 않고 달릴 수 있는 사람이 얼마나 될까요? 그리고 살 빼려고 결심한 사람들은 대부분 과체중이기 때문에 달릴 때 무릎이나 발목에 부하가 많이 실리게 돼요. 단시간에 많은 칼로리 소모가 지방 연소를 의미하지 않아요. 에너지 대사적인 측면에서 봤을 때 운동강도나 운동량이 너무 높다면 근 손실이 나타날 수도 있고 면역력이 떨어져 세균이나 바이러스를 이겨낼 수 없어요. 요즘과 같은 시기에 특히나 더 조심해야 해요.

ACSM에서 제시하는 가이드라인을 기준으로 유산소 운동 전략을 소개해 드릴게요. 1단계는 일주일에 최소한 5일 이상, 150분 이상 유산소 운동해야 해요. 매일 30분씩 전화 통화하며 걸을 수 있을 정도의 강도로 걷는 걸 추천해요. 속도는 5~6km/h 정도가 적당해요. 기초체력을 만들면서 체중을 줄여야 다음 단계로 넘어갈 수 있어요. 2단계는 일주일에 최소한 3일 이상, 75분 이상 유산소 운동해야 해요. 격일로 25분 이상, 1:2 비율(걷는 속도는 5km/h, 뛰는 속도는 7~8km/h 사이를 추천해요)로 인터벌 러닝을 해도 좋고 좋아하는 유산소 운동을 해도 좋아요. 그 대신 운동강도는 좀 높이는 것이 좋아요. 질문에 대한 대답은 가능하지만 대화는 어려운 정도의 상태가 적당한 운동강도에요. 유산소에 초점을 맞춰서 설명 드렸는데, 여러분이 근력운동을 할 수 있는 조건과 상황이 된다면 가장 좋은 건 근육운동과 유산소 운동을 병행하는 게 건강하고 근손실 없이 지방을 효과적으로 뺄 수 있어요.

빈도	시간	강도
최소 주 5일	150분 / 주	대화가 가능한 정도의 유산소 활동
최소 주 3회	75분 / 주	1:2비율 인터벌 트레이닝, 고강도 유산소

<유산소 운동 전략>

03
지방을 태우는 효과적인 방법

이번에는 여러 연구 결과로 입증된 누구나 확실하게 살 빼는 방법 세 가지를 다뤄볼게요. 일단 인체는 아쉽게도 단순하게 운동한다고 몸에 저장되어있는 체지방을 바로 사용할 수 없습니다. 살을 빼려면 최소 30분 이상 운동을 해야 한다는 것도 TV나 어딘가에서 한 번쯤 다들 들어보셨을 거예요. 이 말은 사실 생리학적으로 굉장히 맞는 말인데 이유는 뒤에서 알려드릴게요.

체지방이 사용되는 과정

일단 살을 빼기로 마음먹었으면 지방에 대해 알아야 해요. 지방은 지방세포 안에 저장된 중성지방의 형태로 존재하는데 살이 찌는 이유는 지방세포 속 중성지방의 크기가 커지면서 배가 나오고 팔뚝 살이 두툼해지는 거예요.

이 지방세포 속 중성지방을 태워버려야 살이 빠지는데 인체는 지방 연소를 시작하려면 먼저 중성 지방이 유리지방산과 글리세롤로 분해되어야 에너지원으로 사용할 수 있어요. 반면 탄수화물은 필요에 따라 빠르게 에너지를 불태울 수 있어 운동 초반에 필요한 운동 에너지는 지배적으로 탄수화물로부터 와요. 이 개념만 이해하셔도 여러분이 탄수화물 섭취가 운동에 있어 얼마나 중요한지 알 수 있을 거예요.

반면 지방은 지방을 동원하는 호르몬(에피네프린과 노르에피네프린)이 분비되어야만 활용할 수 있어요. 우리에게 긴장, 스트레스와 관련된 자극이 주어지면 교감 신경계가 작동하여 노르 에피네프린과 에피네프린이라는 호르몬이 분비되는데요. 여러분에게는 조금 더 친숙한 아드레날린이라고 부르기도 합니다. 누군가와 싸우거나 고중량 운동을 하는 경우 외부 자극으로 인해 인체는 저장된 에너지를 분해해서 최고의 힘을 낼 수 있는 상태를 만들어요. 몸속에 글리코겐의 형태로 저장되어 있던 탄수화물을 사용하기 위해 포도당으로 분해해 혈액으로 방출하고 지방세포의 지방을 분해해 유리지방산 형태로 혈액으로 방출하게 됩니다. 중성지방은 분해되어 유리지방산 형태로 쪼개져야만 에너지로 사용할 수 있기 때문에 이 과정이 매우 중요해요.

효율적인 근력 운동 방법

이 과정을 이해한다면 살을 효과적으로 뺄 수 있는 운동프로그램을 직접 설계할 수 있어요. 첫 번째, 운동시간은 최소 30분 이상 해 주셔야 합니다. 에피네프린과 노르에피네프린(아드레날린과 노르아드레날린)은 운동 시간이 증가함에 따라 혈중 농도가 증가해요. 특히 에피네프린은 혈당의 변화에 민감하기 때문에 단시간 낮은 강도의 운동에는 거의 변화가 없고 장시간의 고강도 운동 중에는 증가하는 모양을 보여요. 이와 같은 이유로 앞서 말했던 다이어트가 목적이라면 최소 30분 이상의 운동을 지속해 주셔야 합니다. 헬스장에서 고강도 웨이트 트레이닝을 하던 집에서 핏블리 웨이홈트를 따라 하던 최소 30분 이상의 운동을 하는 걸 추천해 드려요.

두 번째, 운동 강도를 체계적으로 설정해야 합니다. 가장 중요한 것은 운동 강도가 떨어지지 않도록 유지해주는 거예요. 저항운동 중 에피네프린과 노르에프린의 농도를 측정한 연구 결과에 따르면, 바벨 스쿼트를 10회 6set

진행했을 때 첫 번째 세트의 스쿼트 무게로 6번째 세트까지 그대로 진행하며 운동의 강도를 유지할 수 있었던 A는 실험 도중 무게가 줄어든 B에 비해 높은 에피네프린, 노르에피네프린 농도를 보였다고 해요.

실제로 노르에피네프린의 경우 운동 강도가 최대산소섭취량 50% 이상이 되면 급격하게 증가하고 에피네프린은 빠르게 증가하지 않고 유지되다가 운동 강도가 최대산소섭취량 60~70% 수준을 넘어갈 때부터 증가하기 시작해요. 쉽게 말해 운동 중간에 힘들다고 무게를 낮추거나 핸드폰 하면서 쉬는 시간을 길게 가져가면 그만큼 운동효율이 뚝 떨어지니 운동할 때는 집중해서 짧고 굵게 하는 게 중요해요.

사실 운동 강도를 조절하는 가장 정확한 방법은 운동 중 산소 소비량을 확인하고 젖산염 농도를 주기적으로 측정하는 것이지만 운동생리학 실에서 측정할 수 있기 때문에 현실적으로는 어려움이 있으므로 꼭 운동일지를 작성하는 습관을 길러 세트 수, 무게, 횟수 휴식 시간 등을 기록하며 운동의 강도를 유지하는 게 좋습니다. 그게 귀찮고 어렵다고 하시는 분들은 전문가의 도움을 받는 게 가장 효과적이고 집에서 운동하시는 분들의 경우 핏블리 채널에 업로드한 웨이홈트를 3개 이상 연속으로 따라 하거나 힙서울 온라인 PT 프로그램을 듣는 걸 추천해 드려요.

근력운동 후 유산소

마지막으로, 늘 강조하는 근력운동 후 유산소를 병행하는 거예요. 우리가 운동하면 혈액 속에 방출된 유리 지방산 중 실제로 산화되는 양은 운동량에 따라 다르겠지만 1/3 미만이라고 해요. 쉽게 말해 기껏 힘들게 30분 이상 운동해서 지방을 분해해 놨는데 1/3만 불태우고 나머지 2/3는 다시 차곡차곡 원래 있던 우리 뱃살로 돌아가게 되는 거예요. 그래서 제가 늘 운동을 아침 30

분 저녁 30분 하는 것도 좋지만 되도록 1시간을 이어서 하는 게 좋다고 하는 이유가 여기서 나와요. 30분씩 운동을 한다면 물론 안 하는 것보다 좋겠지만 지방을 분해해 놓고 얼마 쓰지도 못하고 원래대로 다시 저장하기 때문에 살 빠지는 속도가 더딜 수밖에 없어요.

특히 근육운동을 꼭 병행해야 하는데 저항성 운동을 수행하게 되면 교감신경계가 활성화되며 성장호르몬과 코르티솔, 테스토스테론의 농도가 높아지며 체내 유리지방산의 동원이 수월해져 이후 유산소성 운동을 시작할 때 체내 지방을 더 많이 태우게 된다고 해요. 따라서 근력운동을 마치고 나면 꼭 유산소 운동을 병행해 주세요.

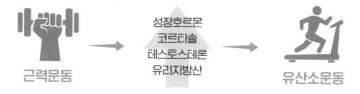

이렇게 이번 시간에는 체지방이 빠지는 방법과 왜 30분 이상 운동하는 게 효율적인지 다뤄봤어요. 늘 강조하는 생리학을 조금만 이해해도 빠르고 효율적으로 다이어트를 할 수 있으니 꼭 핏블리 생리학책으로 독학해 보는 걸 추천해 드릴게요.

04
점진적 과부하 운동

맨몸 운동을 백날 해도 근육이 많은 몸을 만들 수 없는 이유를 알려드릴게요. 결론부터 말씀드리면 저중량 운동이나 푸쉬업 100개 스쿼트 100개 등 고반복 맨몸운동으로 거대한 근육을 만드는 건 유전자 축복을 받은 소수를 제외하고는 굉장히 힘듭니다.

근육은 손상과 회복을 반복하며 근육 비대가 이루어지는데 운동을 처음 시작한 초보자의 경우 맨몸운동만 해도 어느 정도까지는 바디웨이트를 활용해 근성장을 만들 수 있습니다. 사실 맨몸운동도 바디웨이트를 효과적으로 사용한다면 어느 정도 사이즈까지는 충분히 키울 수 있겠지만 운동 초보자가 맨몸운동을 자유자재로 사용하는 건 굉장한 운동신경이 필요하기 때문에 불가능한 경우가 더 많습니다. 특히 보여드리는 사진과 같은 몸을 만드는 건 필수적으로 바디웨이트보다 높은 고중량 훈련을 해야만 가능합니다.

3대 근육인 가슴, 등, 하체의 경우 인체에서 커다란 비중을 차지하기 때문에 다른 부위에 비해 더욱더 무거운 무게로 훈련해야 합니다. 그중 여성분들이 가장 오해하는 부위 중 엉덩이 근육인데, 엉덩이는 인체의 코어중심 근육으로 생각하는 것보다 아주아주 파워풀한 힘을 가진 근육이에요. 엉덩이를 키우고 싶다고 맨몸 힙 브릿지만 한다면 물론 라인을 만들 수 있겠지만 고중량 힙쓰러스트를 할 때보다 엉덩이 비대에 한계가 분명히 존재합니다. 만약 엉덩이를 커다랗고 동그랗게 키우고 싶다면 꼭 고중량 훈련을 해보는 걸 추천해 드립니다. 이와 같은 근성장 방법은 오랜 연구와 실험을 통해 입증되었으며 점진적 과부하라고 부르고 있어요.

점진적 과부하란?

먼저 점진적 과부하의 개념을 쉽게 이해할 수 있는 이야기를 해드릴게요. 고대 그리스의 올림픽 영웅 마일로라는 사람이 있었어요. 이 사람이 어렸을 때 송아지를 어깨에 짊어지며 운동을 했는데 시간이 흘러 송아지는 황소가 되었고 자연스럽게 마일로의 힘도 강해지고 몸도 거대해졌습니다. 그리고 마일로는 무려 6차례 레슬링 챔피언에 오를 수 있었다고 합니다.

이처럼 점진적 과부하란 근육에 가해지는 지속적이면서 점진적인 과부하를 의미해요. 앞서 설명했지만, 우리 몸은 생각보다 적응력이 빠르기 때문에 조금씩 무게나 반복 횟수를 늘려가며 운동하다 보면 근육도 성장하고 힘도 세지게 된다는 기본적인 원리에요. 여러분이 레슬링 챔피언이 목적이 아니더라도 점진적 과부하 훈련을 통해 근력이 증가하고 근력이 증가한 만큼 무거운 무게로 근육에 많은 상처를 내고 회복하면서 근비대를 도모할 수 있어요. 이렇게 점진적 과부하는 트레이닝 원리 중 가장 기초임과 동시에 중요한 원리에요.

여기서 또 중요한 점이 무조건 무겁게 하는 것보다는 운동 템포나 휴식 시간 등을 조절한다면 근육에 더 많은 자극을 줄 수 있고 효율적으로 근성장을 도모할 수 있어요.

운동 템포의 중요성

근육은 길어지면서도 짧아지면서도 그리고 길이 변화 없이도 수축할 수 있어요. 가령 스쿼트를 한다 치면 앉을 때, 앉아서 버틸 때, 일어날 때 모두 근수축이 나타나는 거죠. 이렇게 한 번의 동작을 수행할 때 속도 조절을 하는 것을 운동 템포라고 해요.

보통 근육의 부피를 키우기 위해서는 신장성 수축을 길게 가져가는 게 좋아요. 이 방법은 흔히 네거티브 운동법이라고도 알려져 있어요. 예를 들어서 스쿼트를 한다 치면 앉을 때 4초 동안 천천히 앉는 거예요. 이렇게 느리게 운동하게 되면 근육에 걸리는 부하가 오랫동안 지속되기 때문에 근육을 더 자극할 수 있어요. 실제로도 많은 연구에서 신장성 수축을 길게 가져갔을 때 근육의 사이즈 증가에 도움 되었다는 증거는 어렵지 않게 살펴볼 수 있어요. 이 기법을 다른 운동에 적용해 보자면 팔굽혀펴기 시 천천히 몸통을 낮추는 것, 또는 턱걸이 시 내려올 때 버티며 천천히 내려오는 것으로 수행할 수 있어요.

근육의 길이에는 변화가 없지만 실제로 근육은 수축하고 있는 상태를 등척성 수축이라고 해요. 힘이 비슷한 사람들이 팔씨름할 때 가운데서 꼼짝도 안 하는 장면을 생각하면 이해가 빠르실 거예요. 사실 등척성 수축은 근성장

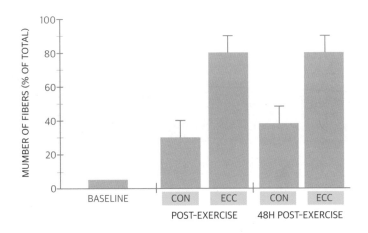

에 큰 도움 되지 않기 때문에 많이 간과되는 경향이 있지만 운동 수준이 낮은 초급자일수록 신경 써야 해요. 그 이유는 등척성 수축을 제대로 하지 않으면 관절의 안정성이 떨어지고 부상의 위험성도 높아지기 때문이에요.

스쿼트나 벤치프레스, 데드리프트 등과 같은 주된 움직임이 나타나는 부위가 있고 반대로 안정적으로 버텨야 하는 부위가 있어요. 대표적으로 고관절은 잘 움직여야 하고 요추는 단단하게 버텨줘야 해요. 그런데 만약 등척성 수축을 간과하고 반동 쓰듯이 동작을 반복하다 보면 다열근, 복횡근, 횡격막 등 우리 몸의 심부 근육이 약해지고 부상을 당할 수도 있어요.

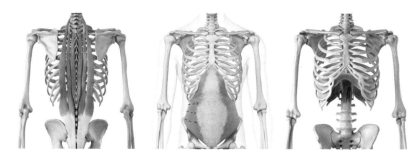

<척주세움근, 배가로근, 횡격막>

근육이 짧아지며 수축하는 게 단축성 수축이에요. 보통 단축성 수축은 빠르게 할수록 더 효과적인데 이는 운동수행 능력과 관련이 있어요. 예를 들어서 플라이오메트릭과 같은 점프 운동이나 역도와 같은 리프팅 운동을 할 때는 순간적으로 많은 힘이 요구되기 때문에 근수축이 빠르게 일어나야 해요. 수축 속도에 상관없이 무게를 드는 파워리프팅이나 보디빌딩과는 다르게 파워 운동을 할 때 단위시간 당 수축 속도가 느리다면 운동수행 능력은 떨어질 수밖에 없어요. 그래서 운동 템포를 정리하자면 신장성 수축은 근육의 부피를 키우기 위해 중요한 단계이고 등척성 수축은 신체의 안정성을 높이기 위한 중요한 단계이고, 단축성 수축은 운동수행 능력 향상을 위해 중요한 단계예요.

신장성 수축	등척성 수축	단축성 수축
근육의 부피를 키우는 중요한 단계	신체의 안정성을 높이는 중요한 단계	운동수행능력 향상에 중요한 단계

각자의 운동 목표에 따라 다르지만, NAM(미국스포츠의학회)의 지침은 초급자에게 느린 반복 속도를 권장해요. 4초의 편심성 동작, 2초 등척성 정지, 1초의 동심성 수축이 적당합니다. 중급자에게는 보통 반복 속도를 권장해요. 2초 편심성 동작, 0초 등척성 정지, 2초 동심성 수축이 적당합니다. 상급자에게는 안전한 범위 내에서 빠르거나 폭발적인 속도의 운동을 권장합니다.

단계	운동 속도	운동 템포
초급자	느리게	4 : 2 : 1
중급자	보통	2 : 0 : 2
상급자	빠르게	1 : 0 : 1

휴식 시간의 중요성

휴식 시간은 세트와 세트 사이에 체력이 회복할 수 있도록 주어진 시간입니다. 이에 따라 결과는 극적으로 달라질 수 있어요. 휴식 시간의 조절은 에너지 시스템과 관련이 있는데 20~30초의 휴식은 대략 ATP의 50% 정도 회복할 수 있으며, 60초의 휴식은 대략 ATP의 85~90% 정도 회복할 수 있고, 3분 이상의 휴식은 대략 ATP의 100% 정도 회복이 가능하다고 해요. 근력운동 시 주로 무산소성 해당과정을 통해 에너지가 공급되기 때문에 ATP와 폭발적이고 순간적인 파워를 위해 필요한 PCr의 보충 상태에 따라 운동수행 능력은 크게 달라질 수 있어요. 따라서 스트렝스나 파워를 향상하는 게 목적이라면 세트와 세트 사이의 휴식 시간은 3분 이상으로 충분히 가져가는 것을 추천해요. 그렇지 않고 체중 감량이나 신체 조성을 바꾸는 것이 목적이라면 60초 정도의 비교적 짧은 휴식 시간을 추천해요. 근육의 부피를 키우는 게 목적이라면 그 중간쯤인 1~2분 사이의 휴식 시간을 추천해요.

휴식시간	ATP 회복
30초 미만	50%
60초	85~90%
3분이상	100%

운동목표	휴식시간
스트렝스, 파워향상	3분 이상
체중 감량 및 체력향상	60초 미만
근육의 사이즈 증가	1~2분 사이

이렇게 맨몸운동의 한계와 왜 중량 훈련을 해야 하는지 다뤄봤어요. 성별 상관없이 꼭 고중량 훈련을 해보시는 걸 추천해 드리고 알려드린 운동 템포 3가지와 휴식 시간 방법을 활용해서 본인에 맞는 루틴을 구성해 보세요. 루틴을 짜는 게 어렵다면 핏블리 채널에 업로드한 운동루틴을 그대로 따라 해 보는 걸 추천해 드리겠습니다.

05

뱃살에도 종류가 있다!

뱃살은 특이하게 다른 지방과 다른 지방구조로 되어 있습니다. 팔뚝 살과 허벅지살처럼 일반적인 지방은 피하지방이라고 부르는 피부 밑 지방만 존재해요. 반면 뱃살은 다른 부위와 다르게 피하지방과 내장지방이라는 두 가지 지방층이 존재합니다.

　내장지방은 뱃속에 있는 장기 사이 장간막 부분에 지방이 축적되는 경우를 말하는데 내장지방이 많을수록 당뇨병, 심장병, 고혈압 등의 합병증이 많다는 것이 여러 연구 결과로 밝혀졌어요. 특히 내장지방이 증가하면 인슐린 저항성이 높아지고 높아진 인슐린 저항성은 포도당을 연소해 혈당을 낮추는 역할을 제대로 하지 못하여 당뇨병으로 이어져요. 또 내장지방이 많으면 나쁜 콜레스테롤인 LDL과 중성지방은 늘고, 좋은 콜레스테롤인 HDL은 줄어 고지혈증이 발생해요.

　이러한 내장비만 상태가 지속되면 심근경색, 뇌졸중 등 합병증이 생길 수 있어요. 복부에는 피하 지방형과 내장 지방형이 있는데 내장지방이 많은 내장비만의 경우 건강에 큰 악영향을 끼치기 때문에 가장 우선으로 감량하는 게 중요합니다.

뱃살의 유형 구분

이제부터 본인의 뱃살이 어떤 유형의 뱃살인지 구별하는 법을 알려드릴게요. 크게 모양과 지방의 종류에 따라 사과형 복부비만과 서양배형 복부비만으로 나눌 수 있어요.

Ⅰ. 사과형 복부비만

사과형 복부비만은 남성형 비만(android type obesity)이라고도 하는데 뱃살이 임산부처럼 크고 동그랗게 튀어나오는 모양으로 살이 찌게 돼요. 복부 안쪽의 내장지방이 많은 유형이에요. 내장지방은 복부 근육 안쪽에 있기 때문에 뱃살이 손으로 잡힌다기보다 배가 빵빵하게 나와 있다면 사과형 복부비만이라고 할 수 있어요.

Ⅱ. 서양배형 복부비만

서양배형 복부비만은 여성형 비만(gynoid type obesity)이라고 해요. 엉덩이와 골반부 아랫배에 살이 찌며 복근 위를 덮고 있는 피하지방이 많은 유형이라고 할 수 있어요. 가장 표면에 있는 지방이기 때문에 뱃살을 잡았을 때 물렁물렁하고 잘 겹친다면 서양배형 복부비만이라고 할 수 있어요.

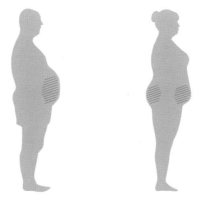

<사과형 복부비만(왼), 서양배형 복부비만(오)>

물론 두 가지 복부비만 모두 빠르게 해결하는 게 좋지만 사과형 복부비만인 분들은 빠르게 내장지방 감량을 하는 게 중요해요. 다행히도 내장지방은 피하지방에 비해서 태우기 쉽습니다. 내장지방은 혈관 곳곳을 타고 다니면서 혈액을 산패시키거나, 대사증후군 고지혈증과 같은 심혈관 질환과 당뇨병의 위험을 높일 수 있다는 단점이 있지만, 그만큼 에너지로 동원하기 용이하기 때문에 빠르게 감량하실 수 있습니다. 여성분들의 경우에는 남성보다 조금 더 시간이 걸리지만 뒤에서 말씀드리는 방법 세 가지를 적용해서 해나가시면 효율적으로 뱃살을 감량할 수 있어요. 핏블리에서 실제로 교육하고 있는 뱃살 빨리 빼는 법 세 가지를 알려드릴게요.

체지방 빠르게 태우는 방법

I. 운동강도의 조절

첫 번째로, 운동강도의 조절이 필요합니다. 뱃살은 체지방이기 때문에 결국 지방을 잘 태우는 것이 중요한데요. 운동의 강도가 무조건 강하다고 체지방을 많이 태우는 것이 아니에요. 물론 운동의 강도가 올라가면 카테콜아민계 호르몬의 분비로 지방을 더 잘 태울 수 있지만 일정 수준 이상으로 강도가 높아지게 되면 탄수화물 대사가 지배적으로 일어나게 돼요.

그래프를 보면 운동강도가 증가할수록 탄수화물을 에너지원으로 사용하는 비율이 점점 높아지고 지방을 에너지원으로 사용하는 구간이 점점 줄어듦을 볼 수 있는데 운동의 강도가 최대산소 섭취량의 65% 이하라면 운동은 지방을 산화시킬 확률이 높지만, 운동의 강도가 최대산소섭취량의 65% 이상이라면 지방의 산화는 줄어들고 탄수화물을 에너지원으로 사용하게 될 확률이 높아집니다.

지방을 효과적으로 태우기 위해서는 최대 산소 섭취량의 45~65% 구간을 추천해 드리는데요. 에너지를 많이 사용하지만, 탄수화물보다 지방을 많이 산화하는 운동 강도라고 할 수 있어요. 따라서 여러분이 최대산소 섭취량의 45~65% 강도로 운동을 한다면 지방을 효율적으로 많이 태울 수 있습니다.

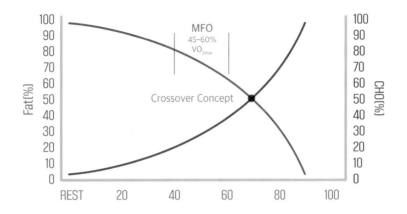

사실 최대산소섭취량은 측정 기구가 없으면 직접 측정하기 어려워요. 최대심박수 사이와 관계로 유추할 수 있지만 개인의 심폐지구력과 운동능력에 따라 차이가 큰 편이니 참고만 해 주세요. 운동강도를 고강도보다 조금 낮게 설정한다면 주당 운동하는 횟수를 늘려서 하시면 체지방을 태우는 데 더 효과를 보실 수 있어요. 운동 루틴을 구성할 때는 신체 수준에 따라 난이도에 맞게 루틴 구성을 하는 것이 정말 중요해요. 예를 들어 초급자는 기본적인 근육과 관절을 사용하는 능력이 부족할 수 있기 때문에, 웜업과 쿨다운을 꼭 루틴에 넣어주고, 전신의 근육을 골고루 사용할 수 있도록 운동 루틴을 구성하는 것이 좋아요.

II. 공복시간

두 번째, 공복 시간을 조금 길게 가져주세요. 쉽게 말하면 배고플 때 운동해야 체지방이 빠집니다. 우리가 식사하고 시간이 지나게 되면 인슐린의 농도가 낮아지게 되는데요. 이때 저장된 지방을 에너지원으로 사용하며 지방분해와 유리지방산의 동원율이 증가하게 되어요.

따라서 운동하기 전에는 공복 시간을 길게 가져주시고, 운동을 한 후 영양을 섭취해 주시는 게 가장 효과적으로 체지방을 태울 수 있는 방법이에요. 지방분해효소인 리파아제는 공복 상태에서 더 활성화되기 때문에 되도록 운동 전에는 음식을 드시지 않는 것이 좋아요. 실제로 운동강도, 먹는 음식 칼로리를 동일하게 설정해도 공복 상태에서 운동하는 것은 근육 내 지질 산화, 지방의 사용을 증가시키니 도전해보세요!

사실 공복시간이라는 것이 개인의 상황에 따라 설정하기 쉽지 않은데요. 식사 시간 가이드를 참고해보시면 좋을 것 같습니다. 아침에 운동하실 경우, 저녁 운동일 경우, 운동시간이 늦을경우 등 다양한 상황에 맞게 식사해 주시되 기본 원칙은 운동 최소 3시간 전에는 식사를 마무리해주시고, 운동이 마치고 나면 30분 ~1시간 이내에 영양을 섭취해 주시는 게 중요해요.

아침운동

아침 운동을 한다면 운동 전 식사를 하기에는 현실적으로 시간이 부족할 확률이 큽니다. 따라서 공복에 운동해 주시되, 운동 시간을 60분~90분 이내로 설정해 주시고 운동을 마치고 식사해 주시는 것이 중요합니다.

07 : 00 ~ 08 : 00	공복 운동
09 : 30 ~ 10 : 00	운동 직후 (30분 이내) 간단한 아침
12 : 30 ~ 13 : 00	점심 식사

저녁운동

저녁 운동을 진행한다면 저녁식사를 마치고 운동을 하기보다는 식사 전 운동을 하는 것이 좋습니다. 3~4시쯤 간식을 먹은 후에 저녁 운동을 하고 저녁 식사를 해주세요. 특히 운동 시간이 늦어지게 되면 잠들기 전까지 코르티솔 농도가 떨어지지 않아서 오히려 잠에 방해가 될 수 있기 때문에 수면 최소 1~2시간 이전에는 운동을 마치는 것이 좋아요.

15 : 00 ~ 16 : 00	운동 전 복합 탄수화물 간식 (필수)
19 : 00 ~ 20 : 00	운동
20 : 00 ~ 20 : 30	저녁식사 (탄수화물+단백질 / 식이섬유 지방 제외)
23 :00	취침

늦은시간 운동

운동시간이 늦을 경우 소화 흡수가 빠른 음식들을 운동 후 추가로 드셔주시는 것이 좋습니다 (계란흰자, 흰 빵, 흰 죽 등 추천)

18 : 00 ~ 18 : 30	저녁식사
20 : 30 ~ 21 : 20	운동
21 : 20 ~ 21 : 30	유산소 10분 (수면에 도움)
21 : 30 ~ 21 : 40	간단한 섭취 (희 빵, 흰 죽, 달걀 흰자 추천)
23 : 00	취침

III. 프리웨이트 활용

웨이트 트레이닝은 크게 고정된 머신을 사용하는 머신 운동과 고정되어 있지 않은 중량을 사용하는 프리웨이트로 구분할 수 있습니다. 물론 두 가지

다 효과적인 운동 방법이에요. 하지만 머신 운동은 고정된 머신 위에서 운동하므로 더 안정적인 환경에서 운동을 할 수 있어요. 반면 프리웨이트는 바벨, 덤벨을 활용한 운동들이 해당하며 머신 운동에 비해 더 많은 균형감각, 안정화 능력이 필요합니다.

실제로 몇몇 연구 결과를 살펴보면 프리웨이트를 했을 때 근육의 성장과 체지방 분해에 도움이 되는 호르몬 분비가 더 활발한 것을 확인할 수 있어요. 21명의 남성과 여성을 대상으로 8주간 머신 운동과 프리웨이트를 수행한 후(스미스머신스쿼트/프리스쿼트, 스미스머신벤치프레스/벤치프레스) 근력, 근육의 사이즈, 호르몬 분비를 측정했는데요. 근력, 근육 사이즈는 두 그룹 간에 유의미한 차이가 없었으나 호르몬 레벨을 측정한 결과 테스토스테론과 성장호르몬과 같은 호르몬이 프리웨이트를 했을 때 더 많이 분비되었다고 해요. 이외에도 레그프레스와(머신운동) 스쿼트를 한 후 호르몬 농도를 측정한 결과, 프리웨이트를 수행했을 때 테스토스테론, 성장 호르몬의 분비가 더 높았어요.

특히 성장호르몬은 지방세포의 수용체에 결합해 중성지방을 분해하고 혈액에 흐르는 지방질이 지방으로 축적되는 것을 억제하며 지방을 태우게 하는 효소의 합성을 증가시키기 때문에 지방 대사와도 직접적으로 연관이 되어 있다고 할 수 있어요. 따라서 운동할 때 덤벨이나 바벨을 활용한 프리웨이트를 포함해 주신다면 더 효과적으로 운동할 수 있을 거예요. 이렇게 이번에는 뱃살의 종류와 뱃살을 태울 수 있는 가장 효율적인 방법 3가지를 알려드렸어요. 본인의 상황에 맞는 방식으로 적용하시는 걸 추천드려요.

06

피곤한데
계속 운동해도 될까?

요즘 생각보다 많은 분이 오버트레이닝을 하고 있습니다. 바디프로필을 준비하거나 대회 준비 혹은 취미로 크로스핏이나 스포츠를 너무 격하게 하는 경우 오버트레이닝 증상이 나타날 수 있어요. 특히 의외로 오버트레이닝은 운동 상급자보다 운동 초보자에게 훨씬 더 많이 나타납니다. 분명 운동을 안 하는 것보다 오버트레이닝을 하는 게 낫다라고 생각할 수 있는데 생각보다 오버트레이닝의 부작용은 심각합니다.

"회복은 훈련의 일부이다"라는 말을 들어본 분들 있을 거예요. 여러분들이 근 성장을 위해 운동을 하시든지 아니면 다이어트를 하기 위해 운동하시던지 적절한 회복 없이는 제대로 된 운동 목표를 달성하기 어려울 거예요. 하지만 대부분 사람이 회복은 가만히 있으면 저절로 이뤄지는 것으로만 생각하는 경우가 많은 것 같아요. 물론 별다른 노력을 기울이지 않아도 몸은 일정 부분 저절로 회복될 수도 있지만 오늘 알려드릴 몇 가지 방법을 적용해서 회복한다면 더 빠르고 효과적으로 몸은 회복할 수 있어요.

만약 여러분들이 운동을 열심히 하는데도 불구하고 정체기에 빠져 있거나 운동에 흥미를 잃어가고 있고, 컨디션이 계속해서 좋지 않다면 오버 트레이닝 증상을 의심해 볼 수 있어요.

우리 몸이 운동에 적응하는 과정

먼저 우리 몸에 운동이라는 스트레스가 가해지면 생리적으로 어떤 일이 나타나는지 알아볼게요. 이것은 반복적인 운동. 즉 트레이닝에 있어서 정말 가장 중요한 이론이라고 볼 수 있는데 이 개념. 조금 전문적인 용어로 일반적 적응 증후군을 잘 이해해야 운동과 회복 사이에서 적절한 균형을 맞출 수 있어요.

Ⅰ. 경고 반응 (alarm)

경고 반응은 몸에 이전보다 더 많은 자극이 주어지게 되면 나타나는 최초의 반응이에요. 이 단계는 적게는 수일에서 길게는 수 주 동안 지속될 수 있으며, 피로감이나 근육통이 나타나기 때문에 일시적으로 운동수행 능력이 저하될 수 있습니다.

   예를 들어서 어떤 사람이 근력운동을 시작하면, 그 사람의 신경이나 근육, 뼈 등에 더 많은 스트레스가 가해지는데 각 신체 부위에 이전보다 더 많은 양의 산소나 영양이 필요하게 됩니다. 이를 충족시키기 위해서는 일정한 시간이 필요하기 때문에 그것의 결과로 피로감이나 근육통이 나타날 수 있어요. 보통 운동 후 2~3일이 지나고 근육에 지연성 근육통(Delated Onset Muscle Soreness: DOMS)을 느낄 수 있는데 이것은 대표적인 경고 반응이라고 설명할 수 있어요. 운동을 하지 않던 사람이 운동을 시작할 때 나타나는 몸의 반응이라고 생각하시면 이해가 빠르실 거예요.

II. 초과 회복 (supercompensation)

초과 회복는 신체가 자극에 적응하여 능력이 향상되는 단계예요. 운동을 하게 되면 우리 몸은 오히려 그 순간에는 운동 능력이 감소하게 됩니다. 피로와 근육통 등이 발생하는 과정을 거치게 되고 이후 휴식과 회복기를 거치며 운동 능력이 향상되는 초과 보상이 이루어지게 돼요. 이 단계에서 운동 수행 능력이 향상되게 됩니다.

III. 탈진 (exhaustion)

탈진 단계는 몸에 오랫동안 과도한 스트레스가 누적되거나 단조로운 반복이 지속되어 적절한 적응이 이루어지지 못하는 상태예요. 다른 말로 오버 트레이닝이라고 부르기도 해요. 이 단계에서는 피로골절, 근육 염좌, 관절 통증, 감정적 피로 등과 같은 부정적인 증상들이 나타날 수 있는데 이러한 증상은 더 큰 부상으로 나타날 수 있기 때문에 주의해야 합니다.

여기서 확실히 짚고 넘어가야 할 부분은 여러분들에게 가해지는 운동이라는 스트레스가 적당한지? 아니면 너무 많은지? 지속해서 모니터링해야 한다는 것입니다.

효과적인 트레이닝은 우리 몸이 스트레스 요인에 반응하고 적응하며 나타나는 생리학적 현상들을 잘 살펴보고 운동과 회복을 적절히 조절하는 것을 의미합니다. 하지만 이것에 귀 기울이지 않고 맹목적인 운동만 반복하고 있다면 그것은 운동이 아니라 노동이 될 수도 있으니 주의해야 해요.

오버 트레이닝의 증상

사실 트레이닝에 대한 개인의 반응은 매우 다양해서 한 사람에게 과도한 훈련이 다른 사람에게는 부족한 훈련이 되기도 해요. 예를 들어서 훈련자에겐

80~100kg 무게로 스쿼트를 12회 5세트씩 일주일에 2~3회 하는 건 그리 어렵지 않을 거예요. 반면에 초보자가 이 정도 무게로 운동을 하려 한다면 그건 과도한 훈련이 될 가능성이 매우 높아요. 이런 이유로 트레이닝 프로그램을 계획할 때는 개인차가 있음을 전제로 접근하는 것이 좋아요.

오버 트레이닝의 증상으로는 안정 시 심박수 증가, 혈압 증가, 수면 장애, 정서 불안 등과 같은 자율신경계의 반응으로 나타날 수 있어요. 이는 주로 교감신경계와 관련된 증상들로 주로 고강도 근력운동을 많이 실시했을 때 나타날 수 있어요.

오버 트레이닝의 또 다른 증상으로는 테스토스테론의 감소, 코르티솔의 증가와 같은 내분비계의 반응으로 나타날 수도 있어요. 이렇게 테스토스테론은 감소하고 코르티솔이 증가하면 세포 내에서 단백질의 동화작용보다 더 많은 이화작용이 나타날 수 있어요. 이를 조금 쉽게 설명하자면 운동을 열심히 해도 근손실이 나타날 수도 있다는 것을 의미해요. 열심히 운동했는데 되려 근손실이 나타나면 속상하잖아요. 무리하면 안 됩니다.

또한 오버 트레이닝은 신체 면역 체계에 부정적인 효과를 초래할 수도 있어요. 면역계는 박테리아, 기생충, 바이러스, 종양세포의 침입에 대항하는 방어선이 되는데, 만약 과도한 훈련으로 인해 면역 체계의 기능이 떨어지면 외부에서 침입하여 질병을 일으키는 침입자들을 중화하거나 제거하기 어려워질 수 있어요. 오버 트레이닝이 면역기능에 미치는 영향은 많은 연구를 통해 어렵지 않게 확인할 수 있어요. 특히 환절기나 요즘과 같이 코로나바이러스 확산세가 가속화되는 시기에는 더 조심해야 해요.

결과적으로 오버 트레이닝은 신경계, 내분비계, 면역계에 좋지 않은 영향을 미치기 때문에 관련된 부정적인 증상이 나타난다면 즉시 트레이닝을 중단하고 회복을 취하는 게 좋아요.

효과적인 회복 방법

그렇다면 몸을 회복하기 위해 우리가 선택할 수 있는 회복 방법에는 어떤 것들이 있는지 말씀드릴게요. 효과적인 회복을 위한 전략으로 수동적인 방법과 능동적인 방법을 선택할 수 있습니다.

Ⅰ. 수동적인 회복 방법

수동적인 회복 방법에는 수면, 영양, 명상, 등이 있습니다. 이러한 것들은 간단하고 당연한 것으로 여겨져 간과하는 경우가 많지만, 회복에 있어서 가장 핵심적인 요소예요. 그중에서 수면은 가장 중요하다고 설명할 수 있습니다. 수면은 뇌와 신체가 스트레스로부터 회복할 수 있는 가장 중요한 시간입니다. 문은 닫고 불을 끄고 제대로 잘 수 있도록 노력해야 해요.

수면에 특별한 노하우는 없지만 그래도 가장 중요한 것은 일정한 시간에 잠을 자는 것입니다. 8시간의 수면을 취하든, 6시간 혹은 10시간 수면을 취하든 특별히 문제가 되는 것은 아닙니다. 하지만 육체적으로 많이 움직이는 직업에 종사하거나 하루에 1시간 이상 고강도 훈련을 실시했다면 하루에 8시간 가까이 주무시길 추천해 드릴게요. 그리고 스마트 워치를 활용해 수면 패턴을 확인하는 것을 추천합니다. 이것이 완벽하다고 할 수는 없지만 비교적 저렴한 비용으로 수면의 질을 확인하는 방법입니다.

수면은 깊이에 따라 1~4단계로 분류되는데 질 좋은 수면은 얕은 잠과 깊은 잠의 과정이 3~5회 반복된다고 합니다. 수면의 질이 높으면 하루 종일 기분이 좋아집니다. 또한 모든 스트레스로부터 신체를 회복할 수 있고 다음 날 다시 강도 높은 훈련을 소화할 수 있어요.

Ⅱ. 능동적인 회복 방법

능동적인 회복 방법에는 마사지, 스트레치, 그리고 가벼운 유산소 운동가 있습니다. 능동적인 회복 방법의 핵심은 신체의 회복을 촉진하기 위해 별도의 노력을 기울여야 한다는 것입니다. 그중에서 가벼운 유산소 운동은 가장 중요하다고 설명할 수 있습니다.

　가벼운 유산소 운동은 혈액순환을 향상시키고 통증을 줄이는데 탁월합니다. 가족들과 함께 야외에서 시간을 보낼 수도 있고, 등산하거나 하이킹을 할 수도 있습니다. 가벼운 유산소 운동은 30~60분 정도가 좋습니다. 하지만 근육통이나 피로감이 심할 경우 능동적 회복보다는 수동적 회복을 추천드립니다.

회복 프로그램

이제 지금까지 설명해 드린 회복 방법을 적용하는 가이드라인을 제시해 드릴게요. 회복 프로그램은 운동하는 날과 운동하지 않는 날로 나누어 적용해 볼 수 있어요.

Ⅰ. 훈련일 회복 프로그램 (운동하는 날)

먼저 훈련일 회복 프로그램을 말씀드릴게요. 운동을 마치고 가장 먼저 해야할 일은 탄수화물과 단백질을 보충해야 해요. 운동 목표나 운동량에 따라 먹는 양이 조금씩 달라질 수 있지만 일반적으로 바나나 1개와 유청단백질 1~2스쿱을 추천드려요. 이후에는 폼롤러나 마사지 볼로 근막이완을 5~10분 실시하고 정적 스트레칭을 5~10분 정도 하면 좋아요.

II. 휴식일 회복 프로그램

근력운동을 하지 않는 날도 가만히 있는 것보다 별도의 회복 프로그램을 실시하면 컨디션 회복에 큰 도움이 될 수 있어요. 가장 먼저 아주 낮은 강도의 유산소 운동을 30~60분 사이로 실시하시길 추천드려요. 공원을 가볍게 걸을 수도 있고 가벼운 하이킹을 할 수도 있어요. 되도록 야외에서 하는 유산소를 하는 게 좋아요. 이후에는 뭉친 근육을 폼롤러나 마사지 볼로 근막이완을 15~20분 실시하고 뻣뻣한 근육을 15~20분 동안 정적 스트레칭을 추천드려요.

많은 사람이 잘못된 운동 자세로 다치는 것은 매우 염려하는 경향이 있지만 오버 트레이닝으로 인해 나타나는 부정적인 증상들은 간과하는 경우가 많습니다. 아무리 좋은 운동 프로그램이라 하더라도 여러분들의 몸이 이미 많이 지쳐있다면 그것은 몸에 독이 될 수 있어요. 운동과 휴식의 적절한 균형 맞추서서 안전하고 효과적으로 운동하시길 바랄게요.

07

교대근무자를 위한
모든 것

이번엔 정말 많이 요청주셨던 교대근무자를 위한 효율적인 운동방법과 식단 방법을 알려드릴게요. 팩트부터 말씀 드리면 사실 야간근무를 하는 분들은 근성장과 다이어트에 굉장히 불리한 상황이에요. 그렇다고 일을 그만두고 근성장만 할 수 없기 때문에 최대한 효율적으로 언제 어떻게 먹고 운동하는 게 생리학적으로 좋을 지 자세히 다뤄보도록 할게요.

신체리듬과 패턴

교대 근무는 주로 간호사, 생산직 또는 경찰이나 소방 공무원처럼 사회적으로 필수적인 기능을 유지하는 곳에서 일하는 분들이 많이 계실 거예요. 교대 근무의 형태에는 주간과 야간을 나누는 2교대도 있고, 오전/오후/야간으로 나누는 3교대 형식이 많아요. 일반적으로 근무하는 방식과 비슷한 오전 6시부터 오후 2시까지의 주간(=오전) 타임과 오후 2시부터 밤 10시까지의 오후 타임은 운동 시간이나 식사 시간을 조율하기가 그렇게 어렵지 않아요. 주간 조는 퇴근 후에 운동하고, 오후 조는 출근 전 개인 시간에 운동할 수 있기 때문이에요. 하지만 문제는 야간 근무 조입니다. 야간 조는 2교대 근무일 경우 보통 전날 오후 7시부터 다음 날 아침 7시까지 일하고, 3교대 야간의 경우

전날 밤 10시부터 다음 날 아침 6시까지 근무하는 형태가 많은데요.

밤을 거의 지새워야 해서 신체 리듬이나 수면 패턴이 일정하게 유지되기 어려워요. 특히 밤에 잠을 자야 하는 시간에 잠을 못 자면 식습관이나 생활 방식이 뒤바뀌어 살이 찌기 쉬운 몸이 될 수 있어요. 실제로 우리 몸의 기본적인 호르몬 주기에 따르면 식욕을 관장하는 호르몬인 그렐린과 렙틴은 사람이 일반적으로 깊이 잠들어있는 새벽 시간에 활발하게 분비되기 때문에 자정에서 아침 6시 사이 수면이 체중 감량과 근 성장에 매우 중요해요.

또 올바른 수면 패턴이 깨지면 달고 기름지고 자극적인 음식들이 더 당기는 현상이 나타나기도 해요. 영화를 보면 야간근무 하는 경찰관분들이나 경비원분들이 항상 도넛을 먹는 장면이 많은 것처럼 실제로 늦은 밤엔 평소보다 자극적인 고칼로리 음식을 뇌에서 요구해요. 이런 사실들을 알고 있지만, 교대 근무자분들은 야간 근무를 피할 수 없죠. 그렇다고 다이어트나 근성장을 포기할 수도 없습니다. 그럼 이제 밤을 새워서 근무하는 분들은 언제 운동하고 언제 식사해야 하는지에 관해 설명드릴게요.

식사시간과 운동시간

먼저 밥을 언제 먹어야 하는지부터 알아볼게요. 야간에 근무하는 분들은 일단 오전, 오후에 근무하시는 분들 보다 더 식사 시간이 고정적이지 못해요. 야간 근무를 할 때는 가능하면 밤 12시 이전에 마지막 식사를 마치는 것을 추천해 드려요. 연구 결과에 따르면 밤에 먹는 사람이 실제로 더 많은 칼로리를 섭취하려는 경향을 보인다고 해요. 새벽 시간에 일하면서 군것질이나 야식의 유혹에 넘어갈 확률이 굉장히 높지만 잠을 제시간에 못 자는 상태이기 때문에 더욱더 군것질과 야식은 먹지 않는 것이 좋아요.

만약 밤 12시 이후에 너무 배가 고파서 허기를 채워야 한다면 GI 지수, 즉 혈당 지수가 낮은 음식을 선택하는 것을 추천해 드려요. 혈당 지수가 낮은 음식들은 우리 몸의 혈당을 천천히 올리기 때문에 높은 혈당 지수를 가지고 있는 음식들보다 혈당을 빠르게 올렸다가 급격하게 떨어트리는 혈당 스파이크 현상이 나타날 확률을 감소시킬 수 있어요. GI 지수가 낮은 음식에는 오트밀, 호밀빵과 같은 곡물빵, 계란, 우유, 채소류 등이 있어요.

현실적으로 추천드리는 방법은 통밀빵에 약간의 땅콩잼을 발라 먹는걸 추천해 드려요. 의외로 사과와 자몽 등 몇 가지를 제외한 과일 대부분은 생각보다 당을 많이 포함하고 있고 공복에 먹을 때 속 쓰림을 유발할 수 있으니 되도록 선택하지 않는 것이 좋아요.

수면패턴

야간 근무를 하는 분들은 운동 전에 수면에 대해서 먼저 생각해 봐야 해요. 아침 6시 혹은 7시에 퇴근하고 난 후에는 퇴근길에 되도록 햇빛을 보지 않도록 하고 집에 도착하면 빠르게 잠자리에 드는 것을 목표로 해주세요.

가능하면 퇴근길에 햇빛을 보지 말라고 하는 이유는 눈을 통해 빛이 들어오면 우리 몸이 일어나야 하는 시간이라고 여겨 다시 잠들기가 쉽지 않아지기 때문이에요. 또 침실에 들어오는 빛은 암막 커튼 등으로 최대한 차단하고 보통 아침 시간에는 체온이 상승해 방이 더우면 잠들기가 더 어려워지기 때문에 방 온도는 신체 온도보다 낮은 상태로 유지해 깊은 잠을 잘 수 있는 환경을 만들어 주세요. 이때 4~5시간 정도 자는 것을 추천해요.

운동과 식단

잠을 자고 일어나면 오전 11시에서 오후 1시 사이가 될 텐데요. 식사를 따로 하지 않고 공복 상태에서 운동하는 것을 추천해 드려요. 여기서 중요한 건 운동 가는 길에 마트나 편의점에서 파는 익숙한 과일 주스, 에너지 드링크, 또는 꿀물 등과 같은 단순당을 섭취해 에너지가 될 수 있도록 해주는 거에요. 퇴근 후에 따로 식사하지 않았기 때문에 운동할 때 빠르게 에너지로 사용할 수 있는 단순당을 보충해 주는 과정이 중요합니다. 체중 감량과 근 성장을 위해 한 번 운동할 때 중강도에서 고강도 웨이트를 한 뒤, 30분에서 40분 정도 저강도에서 중강도 러닝이나 사이클 같은 유산소성 운동으로 마무리하는 것을 추천해요.

교대 근무자분들 또한 운동 후 2시간 안에 탄수화물, 단백질, 지방이 고르게 포함된 식사를 해주는 것이 무엇보다 중요해요. 영양소가 고르게 함유된 식사는 운동하면서 손상된 근육 세포의 재생과 합성을 돕고 근육 성장을 위한 재료가 되기 때문이에요. 올바른 단백질 합성과 지방 대사를 위해서 탄수화물 섭취는 필수적이에요. 공복에 운동한 게 아깝다고 탄수화물 섭취를 하지 않으면 오히려 체중 감량이 더디게 일어나고 근육도 함께 빠지는 현상이 발생할 수 있으니 꼭 건강한 탄수화물 섭취를 추천해 드려요. 기본적으로 가지고 있는 근육량이 많을수록 같은 양의 음식 섭취를 해도 살이 덜 찌는 몸이 될 수 있으니 강도 있는 운동과 건강한 식단으로 기초 대사량이 높은 탄탄한 몸을 만드는 것을 추천해요.

체중 감량과 근 성장을 목표로 운동하는 교대 근무자분들은 되도록 자정이 되기 전에 마지막 식사를 마치고 가능하면 근무 중에는 야식은 피하고 혈당 지수가 낮은 건강한 간식 섭취를 추천해 드릴게요. 또 퇴근 후 4시간에서 5시간 정도 잠을 잔 뒤 공복 상태에서 단순당으로 에너지를 보충하고 운동하는 것을 추천하며, 운동을 마치고 회복을 도울 수 있는 탄수화물, 단백질, 지방이 고르게 포함된 식사를 해주시는 것을 목표로 개인의 루틴을 만들어 가는 게 중요해요. 교대 근무해서 생활 패턴이 일정하지 못해도 조금의 생리학적 지식을 이용해 효율적인 운동이 가능하고 내 생활 리듬에 맞는 운동, 식사 시간을 찾을 수 있어요.

　많이 요청해 주셨던 2교대, 3교대 식단&운동법을 다뤄봤어요. 스스로 생리학을 이해하고 본인 상황에 적용하는 지식을 공부하고 싶은 분들은 [핏블리 운동 생리학] 책을 읽어보세요. 생리학 연구원 문나람선생님과 함께 실전에서 바로 적용할 수 있는 유용한 내용을 담았어요.

08

지긋지긋한 종아리 붓기

종아리는 인체에서 제2의 심장이라고 부를 만큼 중요한 부위입니다. 인간은 직립보행을 하므로 종아리가 쉽게 뭉칠 수밖에 없고 하이힐이나 등산 혹은 오래 서 있는 직업을 가진 분들이 자주 부종이 생기거나 심할 경우 하지정맥류까지 생기기도 합니다. 평소에 종아리 스트레칭과 근막이완을 안 하거나 종아리 운동을 기피하는 분들은 보고 꼭 관리하시길 바랍니다.

우선 종아리가 어떻게 붓는지 이해하기 위해서 먼저 혈액 순환에 대해 말씀드릴게요. 혈액 순환은 심장에서 뿜어져 나온 혈액들이 혈관을 타고 몸을 돌고 나서 다시 심장으로 되돌아가는 과정입니다. 여기서 조직으로 혈액을 보내는 빨간 혈관을 동맥, 산소와 에너지를 세포에 전달한 후 이산화탄소와 노폐물을 받는 파란 혈관을 정맥이라고 부릅니다.

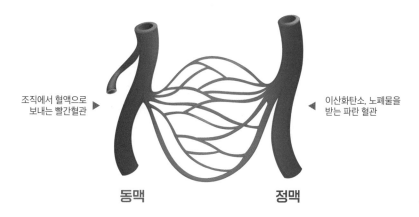

조직에서 혈액으로 ▶
보내는 빨간혈관

◀ 이산화탄소, 노폐물을
받는 파란 혈관

동맥   정맥

이때 강한 심장 수축으로 뿜어져 나오는 피를 세포에 전달하는 동맥과 달리, 정맥은 혈압이 약하기 때문에 혈액을 흐르게 하기 위해서 추가적인 근육들의 도움이 필요해요. 특히 아래에 위치한 다리에 몰린 피를 올리는 데 가장 많은 힘이 필요한데 이때 중요한 담당을 하는 근육이 바로 종아리 근육입니다. 종아리 쪽 정맥은 종아리 근육 사이를 지나며 위로 뻗어 있습니다.

이때 달리기나 카프레이즈 같은 운동을 하면 종아리 근육이 수축하여 근육이 굵어지며 아래쪽 정맥을 눌러 피를 위로 밀어주고 이완하며 빈 곳에 아래쪽 피를 채워 넣습니다. 이때 "피가 거꾸로 내려갈 수도 있지 않냐"라고 생각할 수도 있는데요. 정맥 안에는 판막이 있어 수축할 때 판막이 열리고 이완할 때 닫혀 피가 거꾸로 역행하는 것을 막아줍니다.

종아리 혈액순환이 방해될 때

그럼 언제 종아리 혈액 순환이 방해받아 보아 보일 수 있는지 알려드릴게요. 첫 번째 종아리 근육이 짧은 상태에서 과하게 긴장한 상태입니다. 앞서 말한 것과 같이 종아리 근육이 오랜 시간 짧아져 있다면 정맥이 눌린 상태에서 제대로 이완이 안 되니 당연히 정맥을 위로 올려보내는 기능이 떨어질 수밖에 없습니다. 그럼 위로 올라가야 하는 피가 종아리에 모이게 되고 결국 다리에 붓기가 생길 수밖에 없어요. 특히 하이힐을 자주 신고 활동하는 분들은 종아리가 짧은 위치에 놓여 사용되기 때문에 다리에 붓기가 많이 발생합니다.

두 번째 오랜 시간 서 있는 상태, 백화점과 같이 서비스 관련 직업을 하시는 분 중 이동 없이 오랜 시간 서 있는 분들이 있어요. 이런 분들의 종아리는 오랜 시간 제대로 수축하지 못하고 정적인 자세를 유지하게 됩니다. 그러면 당연히 피가 종아리에 많이 모이게 되고 심하면 혈관이 늘어나 판막이 제대로 닫히지 않을 수도 있어요. 이 상태에서는 근육이 수축하더라도 판막이 제대로 닫히지 않기 때문에 피가 거꾸로 역행할 수 있습니다.

그럼 심층 정맥뿐만 아니라 피부 가까이에 있는 표층 정맥에도 피가 고이기 때문에 다리가 붓고 피부밑으로 혈관이 울퉁불퉁 튀어나오는 상태가 될 수도 있어요. 이 상태가 오랫동안 지속되고 심해지면 수술이 필요할 수도 있어요.

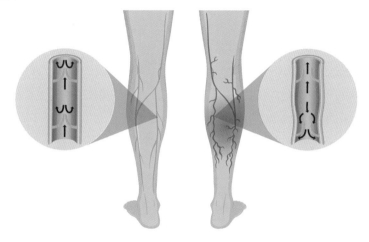

종아리 관리법

그럼 어떻게 관리를 해야 하는지 알려드릴게요. 먼저 근막 이완을 주기적으로 해주세요. 장기간 짧아진 종아리 근육을 갑자기 스트레칭하거나 운동하면 근육이 놀라 종아리 쪽으로 쥐가 나거나 손상을 입을 수 있기 때문이에요. 근막 이완 후 스트레칭을 연계해 주세요. 종아리 근육은 앉아 있을 때도 발목은 폄, 무릎은 굽히면 되어있기 때문에 주기적인 스트레칭이 필요해요. 먼저 발목을 위로 굽힌 상태에서 벽에 놓아 고정해 줍니다. 그다음 무릎을 편 상태에서 몸통은 정면을 바라보며 벽에 가까이 다가갑니다. 그 후 20~30초간 늘려준 후 천천히 돌아오세요. 점진적으로 가동 범위를 늘려주며 5회 정도 반복합니다.

마지막으로 신장성 수축 운동을 진행해 주세요. 신장성 수축이란 근육이 저항에 대해 버티면서 천천히 늘어나는 것을 말합니다. 쉽게 설명하자면 덤벨 컬을 할 때 덤벨 저항에 버티며 팔을 천천히 내리는 동작이라고 생각하시면 돼요. 이런 수축 방법을 이용한 운동은 근육의 기능 회복을 촉진하고 탄력을 증가시킬 수 있어요. 먼저 벽을 짚은 후 스텝 박스에 발끝을 위치시키고 늘리고자 하는 발로 서서 5초 동안 천천히 내려옵니다. 다시 올라갈 때는 반대편 다리를 이용하거나 팔을 이용해서 종아리 부담을 줄여주세요. 10회 반복하며 충분히 쉬어 준 후 총 3세트 진행합니다.

하지만 꾸준한 관리에도 붓기가 지속되는 분들은 의료인에게 진료받아보시고 약물 또는 필요한 처방을 받는 것을 추천드려요. 또 다른 방법으로는 일상생활에서 의료용 압박 스타킹을 착용하는 것이 있습니다. 의료용 압박 스타킹은 일반 압박 스타킹과 달리 밑에서부터 위로 올라갈수록 압박력이 약해지기 때문에 떨어진 하지 정맥을 보조할 뿐만 아니라 밑에서부터 위로 혈액이 흘러갈 수 있도록 도와줄 수 있습니다.

09

스트레칭은 운동 전? 운동 후?

운동하기 전 스트레칭을 꼭 챙겨서 하시는 분이 있는 반면, 전혀 안하시는 분들도 있을거에요. 스트레칭에 관해서는 여러 연구와 논문에 명확하게 언제 어떻게 하는게 좋은지 나와 있기 때문에 이번시간에는 연구결과를 기반으로 스트레칭 방법을 매우 정확하게 알려드리겠습니다.

스트레칭의 장단점

스트레칭이 근력운동에 도움이 된다, 되지 않는다는 굉장히 다양한 연구 결과들이 많아요. 일단 가장 대표적인 정적 스트레칭의 장단점을 말씀드릴게요. 근육을 쭉 늘려서 오랫동안 버티는 방식의 스트레칭을 정적 스트레칭이라고 해요. 일반적으로 정적 스트레칭은 근육을 신장시킬 수 있다는 장점이 있어요. 길이가 많이 짧아져 있는 근육을 정적 스트레칭으로 늘린다면 근육 불균형 해소에 도움이 될 수 있어요. 미국 스포츠의학회 NASM에서는 스트레칭 시 대략 3~5%의 조직 길이 증가를 이끌어 낸다고 설명하고 있어요. 반면 6~10%의 길이가 증가하면 조직 변형을 발생시킬 수 있으며 조직의 과부하나 손상이 발생할 수 있기 때문에 과도하게 근육을 늘리는 스트레칭은 지양해야 해요.

이와는 대조적으로 운동 전 과도한 정적 스트레칭은 근력을 감소시킨다는 단점이 있어요. 한 연구 결과에 따르면 근력운동 전 실시하는 60초 이상의 정적 스트레칭은 근력을 현저하게 감소시킨다는 설명을 하고 있어요. 정리하자면 정적 스트레칭은 근육의 길이를 일정 부분 늘릴 수 있으나 과도하게 늘리면 손상이 발생할 수 있으며 운동 전 실시하는 정적 스트레칭은 근력을 감소시킬 수 있어요.

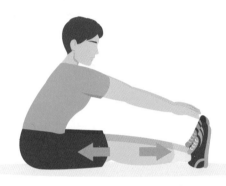

<정적 스트레칭>

스트레칭 어떻게?

운동 전에는 정적 스트레칭과 동적 스트레칭을 병행하는 것이 가장 좋아요. 앞서 근력운동 전에 실시하는 정적 스트레칭은 근력을 감소시킨다고 설명했는데, 운동 전 정적 스트레칭을 하라니 좀 이상하실 거예요. 그 이유를 더 설명드리자면 개인의 자세나 움직임 패턴에 따라 비정상적으로 짧은 근육이 있을 수 있어요. 예를 들어 라운드 숄더의 경우 어깨를 앞으로 끌어당기는 소흉근이 짧아져 있을 가능성이 커요. 또 다른 예로 골반이 전방경사 되어 있으면 장요근이 단축되어 있을 가능성이 커요.

이렇게 국소적으로 특정 근육의 길이가 짧아져 있다면 근력운동을 할 때 좋은 자세가 나올 수 없어요. 따라서 운동 전 몸에 있는 모든 근육을 정적 스트레칭을 하는 것은 추천하지 않으나 현저하게 짧아져 있는 근육을 신장시키는 것은 올바른 자세를 위해 꼭 필요해요.

정적 스트레칭을 할 때 지켜야 할 두 가지 포인트가 있어요. 첫 번째 포인트는 좋은 자세를 유지해서 근육이 당겨져 시원한 느낌이 있어야 하며 통증은 없어야 해요. 구체적인 운동 방법은 후반부에 자세히 설명 드릴게요.

두 번째 포인트는 근육을 늘려 버티는 시간이 중요한데, 일반적으로 30초 이상 버텨야 근육이 늘어난다고 알려져 있어요. 그 이유는 건에 위치한 골기건의 영향이 커요. 골기건은 근육의 장력을 감지하는 감각수용기로 과도하거나 지속적인 장력이 느껴질 때 작동해 근육을 이완하는 역할을 해요. 그래서 정적 스트레칭을 할 때 처음에는 작동하지 않다가 근육에 지속적인 장력이 감지되면 작동하며 근육을 이완시키게 돼요.

이처럼 근육을 지배하는 감각수용기의 영향 때문에 적어도 30초 이상 근육을 늘리고 있어야 안전하고 효과적으로 근육을 신장시킬 수 있어요. 정적 스트레칭으로 좋지 않은 자세가 어느 정도 개선됐다면 이제 동적 스트레칭을 실시할 수 있어요. 본 운동에 방해되지 않는 선에서 운동강도나 운동량을 설정해 4~6종류의 운동을 8~10회 정도 반복하는 게 좋아요. 운동 중에는 동적 스트레칭을 추천 드리는데 운동 전 아무리 꼼꼼히 스트레칭한다고 해도 몸의 불균형을 완벽하게 바로 맞출 수는 없으며 앞서 말했듯이 과도한 스트레칭은 근력을 현저히 감소시킬 수 있습니다. 그래서 세트와 세트 사이에 가동 범위가 잘 나오지 않는 부위로 동적 스트레칭을 진행해 주시면 근력 감소 없이 더 좋은 운동 자세를 만들 수 있어요. 운동 후에는 정적 스트레칭을 추천드려요. 사실 근육의 길이 변화에만 초점을 둔다면 운동 전 정적 스트레칭이 가장 효과적입니다. 그 이유는 따뜻해진 근육은 쉽게 늘어나지만, 다시 원래 길이로 돌아가기 쉬운 반면, 차가운 근육은 가소성 변형(plastic deformation)이 일어날 수 있는 상태이며 이로 인해 지속해서 길이가 늘어날 수 있기 때문이에요.

그런데도 운동 후 정적 스트레칭을 추천하는 이유는 운동으로 민감해진 근방추 활성을 줄여줄 수 있고 항진된 생리 기능을 원래의 상태로 회복하는 데 도움이 될 수 있어요. 스트레칭의 종류는 수도 없이 다양하지만, 대표적으로 많은 분께 필요한 3가지 스트레칭을 알려드릴게요.

I. 햄스트링 정적 스트레칭

현대인들은 앉아서 지내는 시간이 길기 때문에 햄스트링이 단축되어 있을 가능성이 높아요. 만약 이처럼 근육이 만성적으로 짧아져 있다면 골반의 정렬에도 영향을 미치기 때문에 평상시 근육의 길이를 늘여주는 것이 중요해요.

> ① 벽으로부터 적절한 거리를 찾아 다리를 기대서 누우세요.
> ② 복부에 힘을 주어 허리가 과도하게 말리지 않도록 코어의 중립 상태를 유지하세요. 무릎을 다 펴기 힘들다면 살짝 구부려도 좋습니다.
> ③ 허벅지 뒤에 당겨지는 느낌을 유지하며 30초 이상 버티세요.

II. 소흉근 스트레칭

스마트폰이나 컴퓨터를 많이 하게 되면 등과 어깨가 둥글게 말린 라운드숄더가 되기 쉬운데 이는 어깨와 목의 정렬에도 영향을 미치기 때문에 평상시 근육의 길이를 늘려주는 것이 중요해요.

> ① 손을 머리보다 위로 올려 벽을 짚습니다.
> ② 발을 앞뒤로 교차해 가슴을 앞으로 내밉니다.

III. 발목 가동성 운동

발목은 서서하는 대부분의 운동 자세에 영향을 미치기 때문에 운동 시 가동 범위를 확보하는 것은 필수에요. 발목 가동성 운동을 알려드리기 전 간단한 테스트를 알려드릴게요. 첫 번째로 양 발을 앞뒤로 포개고 서서 뒤쪽에 있는 무릎을 구부립니다. 바닥에서 발꿈치가 떨어지지 않은 상태를 유지합니다. 무릎이 발 앞꿈치를 넘지 않으면 발목 가동범위 매우 부족한거에요. 무릎이 앞발 복숭아뼈까지 오면 발목 가동범위 양호한 겁니다. 무릎이 앞발 복숭아뼈를 넘어가면 발목 가동범위가 매우 우수한 것이라고 볼 수 있어요.

발목 가동범위가 부족하다면 이 스트레칭을 추천드릴게요. 첫 번째로 발목에 밴드를 걸고 반 무릎 자세로 앉습니다. 두 번째로 체중을 앞으로 이동시켜 무릎을 구부립니다. 뒤꿈치가 뜨지 않도록 8~10회 번갈아가며 실시합니다.

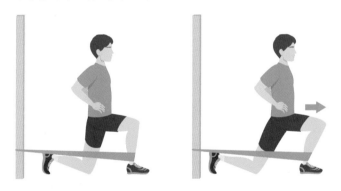

사실 운동 전 스트레칭이 좋다, 나쁘다는 것으로 접근하는 것보다 조금 더 적합하다는 개념으로 이해하시면 웨이트 트레이닝이나 다른 스포츠에 적절하게 이용할 수 있습니다. 오늘 알려드리는 스트레칭 방법 꼭 적용해 보시길 바랍니다.

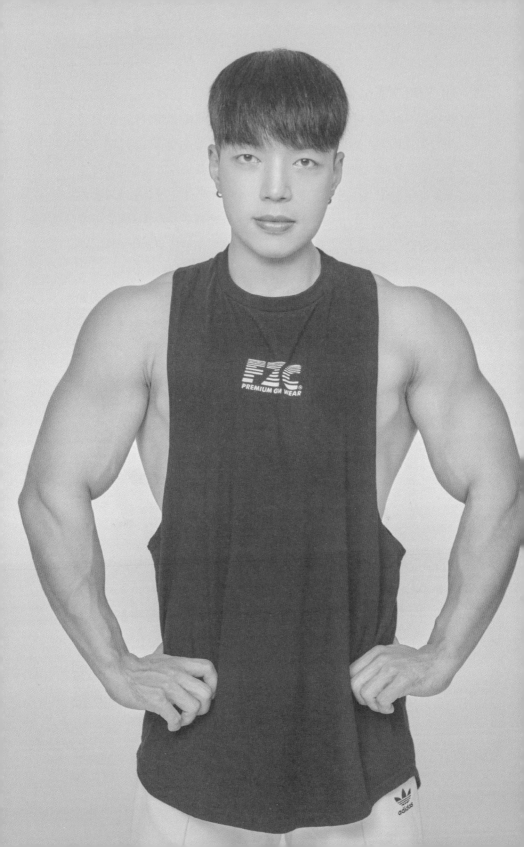

2장

영양관리 전략

계란 노른자,
먹어도 될까?

혹시 여러분들 중에서 다이어트를 할 때 흰자만 먹고 노른자를 버리시는 분들이 아직도 계신가요? 계란 노른자에 포함된 콜레스테롤 때문에, 다이어트를 할 때 노른자를 아예 드시지 않는 분들에게 계란노른자의 영양학적 이점에 관해 설명해 드릴게요.

우리가 먹는 음식 콜레스테롤과 혈중 콜레스테롤은 연관이 없다.

사실 우리가 먹는 음식에서 섭취하는 콜레스테롤과 혈중 콜레스테롤은 크게 연관이 없다는 연구 결과가 매우 많아요. 많은 분이 계란 노른자를 먹으면 콜레스테롤 수치가 높아진다고 생각해서 계란 노른자를 드시지 않는 경우가 많은데, 실제로는 식품으로 섭취하는 콜레스테롤은 이전의 생각과 달리 혈중 콜레스테롤 수치를 증가시키지 않는다는 사실이 점점 더 인정받고 있어요.

실제로 콜레스테롤 가운데 최대 75%는 인체 내에서 생성이 되는데 간은 콜레스테롤의 주된 합성 기관이며 약 70%는 동맥이나 창자벽 등 기타 조직에서도 콜레스테롤을 합성하기도 해요. 그리고 25%만이 식품에서 유도되는데 식품 속 콜레스테롤은 체내 총 콜레스테롤의 20~25%를 차지하고, 나머지 75~80%는 간에서 합성되므로 혈중 콜레스테롤 수치는 체내 합성량에서 결정된다고 볼 수 있어요. 그래서 식품으로 섭취하는 콜레스테롤은 몸속 콜레스테롤에 크게 영향을 미치지 않습니다. 실제로 1일 콜레스테롤 제한 섭취량인 200~300밀리그램의 10배에 해당하는 양의 콜레스테롤이 매일 간에서 만들어지고 있어요. 또한 일반적으로 식품 속 콜레스테롤 중 40~60%가 체내 흡수되기 때문에 식품이 체내 콜레스테롤에 미치는 영향은 크지 않다고 할 수 있습니다.

오히려 섭취하는 콜레스테롤 자체보다 콜레스테롤 수치에 더 큰 영향을 미치는 것은 포화지방과 트랜스지방이에요. 그러므로 콜레스테롤 수치를 낮춰야 하는 사람은 포화지방이나 트랜스 지방의 섭취를 줄이는 것이 중요해요. 또한 계란 노른자에는 다른 식품보다 인체에 필요한 영양소가 더욱더 많이 함유되어 있습니다.

계란 노른자에 포함된 중요한 영양소

첫 번째, 아세틸콜린이 풍부해요. 아세틸콜린은 뇌에 필요하지만 직접 생성할 수 없는 필수 영양소입니다. 콜린이 부족한 식사를 하면 뇌에 아세틸콜린이 부족하여 결과적으로 기억력에 나쁜 영향을 미칠 수 있습니다. 인체 내에서 순환하는 콜린 전체 가운데 약 10%가 간에서 생성되고 나머지는 음식에서 공급해야 하는데, 콜린을 함유한 식품 중에서 최고 공급원은 알이라고 할 수 있어요. 하지만 뇌에 필수적인 콜린을 섭취하는 일은 쉽지 않아요.

현재 식품 지침에 따르면 성인 여성의 경우 하루 425mg 이상의 콜린을, 성인 남성의 경우 550mg의 콜린이 필요합니다. 실제 식품으로 환산해보면, 성인 여성은 자몽 22개, 브로콜리 1.36kg 또는 닭 반 마리, 아니면 계란 3개를 먹으면 콜린을 섭취할 수 있어요. 성인 남성은 그보다 많은 자몽 27개, 브로콜리 1.81kg, 닭고기 0.9kg, 계란 4개만 먹으면 돼요. 그것도 매일매일이요.

노른자에 두 번째 장점으로 인지질이 매우 풍부하게 들어 있어요. 인지질은 온갖 정신적인 작용과 사고가 일어나는 데 꼭 필요한 물집입니다. 대부분 오메가-3 지방산으로 이루어져 있는데 인지질이 함유된 식품은 동시에 훌륭한 오메가-3 지방산의 공급원입니다. 인지질이 풍부한 식품에는 모든 종류의 생선, 게와 크릴새우 같은 갑각류가 있지만 그 가운데서도 엄청난 양을 함유한 것은 알의 노른자, 즉 난황입니다. 난황 100g당 1만mg의 인지질이 함유되어 있으니, 노른자를 먹어야 할 또 하나의 이유가 추가되는 겁니다.

연구 결과마다 차이가 있지만 코네티컷 대학의 영양 학과에서 나온 자료를 보면 하루에 계란 세 개를 섭취했을 때 HDL콜레스테롤은 증가하고 LDL콜레스테롤은 감소했다고 합니다. 또 영국 국립 보건국에서는 '권고되는 한도가 없다'라고 이야기할 정도로 계란을 많이 먹어도 된다고 이야기하고 있으며 미국 임상 저널에서는 일주일에 12개까지 괜찮다고 이야기하고 있어요.

결론적으로 말하자면 심장병 뇌졸중 등 콜레스테롤이 너무 높아서 조절이 안 되는 분들은 제외하고는 계란에 들어있는 노른자를 일부러 먹지 않을 필요는 없습니다. 물론 각 연구 결과마다 약간씩의 차이가 있지만 평균적으로 하루에 두 개 정도는 건강한 사람이라면 아무 문제가 없다고 생각해 주시면 돼요.

02
탄수화물 중독의 이유

우리는 왜 자꾸 탄수화물이 먹고싶어하는지 한 번 다뤄보도록 하겠습니다. 빵, 떡, 라면, 케익, 콜라, 주스, 스파게티 등등 탄수화물은 생각만 해도 기분이 좋아지는데요. 이렇게 맛있는 탄수화물들은 술, 담배, 마약과 같이 중독을 일으키는 영양소로도 볼 수가 있습니다. 그래서 탄수화물은 먹으면 먹을수록 더 찾게 되고 이런 증상을 전문용어로 '탄수화물 중독'이라고 해요. 탄수화물 중독이 있는 사람에게 탄수화물을 끊게 하면 공복감, 손떨림, 식은땀, 짜증, 안좋은 기분, 불면증, 두통 여러가지 증상을 느낄 수가 있습니다.

탄수화물 중독에 쉽게 빠지는 이유?

그럼 탄수화물 중독에 왜 빠지게 될까요? 단맛은 쾌락을 느끼게 해줍니다. 단 음식을 먹게 되면 심리적인 안정감을 돕는 신경전달물질인 세로토닌을 분비하게 돼요.

한편, 스트레스를 단맛으로 해소하게 되면 또 다른 신경전달물질인 도파민도 활성화되는데, 도파민은 기분을 들뜨게 만드는 역할을 하지만 과다하게 복용하게 될 경우에는 쾌락을 느끼게 되고 단맛에 대한 의존성을 키우게 됩니다. 결국 여러분이 단 음식을 먹을 때 분비되는 호르몬, 그리고 그로 인한 쾌감 때문에 습관적으로 자꾸 탄수화물 음식을 찾게 되는 거예요.

설탕이나 흰 밀가루 같은 정제 탄수화물 섭취를 하게 되면 혈당이 지나치게 올라가게 되어서 혈당을 조절하는 호르몬인 인슐린이 급격하게 분비돼요. 그 결과가 혈당이 빠르게 떨어져 우리 몸에서 혈당을 올리기 위해 글루카곤과 스트레스 호르몬인 코르티솔이 많이 분비돼요. 코르티솔이 분비되면 혈당을 올리기 위해 다시 단 음식을 찾는 일이 반복되게 됩니다. 즉 혈당이 빠르게 올라가는 혈당 스파이크와 빠르게 내려가는 인슐린 스파이크가 계속해서 반복되는 거예요. 이는 일종의 혈당 롤러코스터라고 할 수 있어요. 이렇게 탄수화물 중독에 빠지게 된다면 어떤 일이 일어날까요?

탄수화물 과잉 섭취

탄수화물 과잉 섭취는 인슐린 저항성의 주범이 됩니다. 인슐린 저항성이 생기면 세포가 포도당을 효과적으로 연소하지 못해 비만을 부르게 돼요. 몸의 대사 과정을 망가트려 각종 대사 증후군을 일으키는 원인이 되는겁니다. 하지만 앞서 언급했듯이 탄수화물을 아예 드시지 않는 것도 건강을 위해서 좋지 않아요. 그렇다면 어떻게 탄수화물 중독을 해결할 수 있을까요?

첫 번째로 혈당지수 확인하고 먹어야 해요. 식품에 따라 단순당 함량이 높으냐 복합당 함량이 높으냐에 따라 혈당 반응 속도는 크게 달라져요. 혈당지수 55 이하는 저혈당 지수 식품으로, 55~69는 중간혈당지수 식품으로 70 이상 고혈당 지수 식품으로 분류되니 혈당지수를 참고해서 저혈당 지수 식품으로 식단을 구성하시는 것이 좋아요.

저혈당 (55이하)	중간 혈당 (55~69)	고혈당 (70이상)
미역 (13)	고구마 (55)	바게트 (93)
귤 (33)	호밀빵 (64)	쌀밥 (92)
땅콩 (14)	보리밥 (66)	떡 (85)
토마토 (30)	호박 (65)	감자 (85)
포도 (46)	파인애플 (66)	옥수수 (75)
버섯 (29)	카스테라 (69)	우동 (85)
우유 (25)	메밀묵 (65)	수박 (78)

<혈당지수 표>

두 번째로 공복 후 첫 끼를 주의해야 해요. 오랜 공복 후에 첫 끼를 드실 때 단 음식을 먹으면 혈당 스파이크를 만들기 때문에 오랜 공복 지난 후에는 더 주의해서 혈당을 많이 올리지 않는 복합당과 단백질로 구성된 식단을 먹는 게 중요합니다.

세 번째로 운동이 필요해요. 운동은 호르몬 조절에 중요한 역할을 해요. 운동을 통해서 호르몬 작용을 촉진시키면 혈당 농도를 유지할 수 있어요. 운동을 하면 근육에 필요한 포도당은 평상시가 많게는 20배가 되기 때문에 인슐린 농도가 감소하게 돼요. 즉, 운동을 지속해서 하게 되면 혈당을 조절하는 데 큰 도움이 된다는 점 기억하시고 꾸준히 운동해 주시면 좋겠어요. 자신이 '탄수화물 중독' 인지에 대해서 생각해보시고 생활 속에서 운동하시면서 적절한 양의 탄수화물을 섭취해주시는 것을 추천드릴게요.

03

저탄수 다이어트의 진실

반면 다이어트할 때 탄수화물은 다이어트에 방해가 된다고 생각해 탄수화물을 안 먹는 경우를 볼 수 있어요. 이번엔 탄수화물을 먹지 않으면 생기는 일, 좋은 탄수화물의 종류, 탄수화물 섭취 방법까지 모두 알려드릴게요.

다이어트의 원리

다이어트의 원리는 간단해요. 덜먹고, 더 움직이면 살이 빠져요. 반대로 살이 찌는 원리는 소비 칼로리보다 식이 칼로리가 높아서 생기는 잉여칼로리가 지방으로 축적되어 오는 체중증가 현상이에요. 그래서 다이어트에 성공하려면 이전과는 다르게 운동량을 늘리고 식사량을 줄여 섭취하는 칼로리보다 소모하는 칼로리를 늘리면 살은 쉽게 빠져요. 근데 이때 많은 분이 저탄수 다이어트, 무탄수 다이어트, 키토 다이어트 등 탄수화물을 줄이는 것부터 시작하는 경우가 있어요. 물론 좋은 방법이에요. 섭취하는 칼로리를 줄이는 방법이니까요. 하지만 활동량을 고려하지 않고 탄수화물을 지나치게 줄이는 경우 오히려 근손실이 나거나 지방을 완전하게 태울 수 없어요. 중요한 건 탄수화물이 있어야 지방도 태울 수 있습니다. 마치 탄수화물은 모닥불에 나무 역할이라고 생각하시면 돼요.

다이어트할 때 가장 먼저 탄수화물부터 줄이는 이유는, 아마 탄수화물을 살이 찌게 하는 주된 요인이라고 생각하기 때문일 거예요. 실제로, 여러분이 탄수화물을 사용하는 에너지보다 많이 먹게 되면 살이 찌게 되는데 이러한 현상은 인슐린과 관련이 있어요. 탄수화물을 섭취하면 혈액 속에 포함된 포도당인 혈당이 올라가는데, 이때 혈당을 일정하게 조절하기 위해 인슐린이라는 호르몬이 분비되게 됩니다.

인슐린은 '비만 호르몬'이라고도 불리는데, 인슐린이 분비되면 혈액 내의 당을 세포로 이동시켜 탄수화물의 고농축 저장 형태인 글리코겐으로 간과 근육에 저장하게 되고, 용량이 넘치면 저장공간이 매우 큰 지방으로 변환하여 저장합니다. 또 인슐린이 분비되면 지방조직에서는 지방 합성을 촉진하게 돼요. 즉, 지나친 탄수화물 섭취로 인슐린이 과하게 분비될 경우 넘친 에너지를 지방으로 저장하게 되는 게 우리가 살이 찌게 되는 주된 요인이에요. 따라서 다이어트를 시작하면 탄수화물의 양을 조절하는 게 매우 매우 중요한 포인트입니다. 탄수화물 섭취량을 지나치게 줄이는 경우, 오히려 큰 문제가 생기기도 해요.

Ⅰ. 근손실

첫 번째로 부족한 탄수화물을 대신해 근육을 에너지원으로 사용하는 '근손실'이 올 수 있어요. 우리가 스쿼트나, 데드리프트, 벤치프레스같이 순간적으로 높은 힘을 사용하는 근력운동을 하게 되면 산소 의존도가 적은 즉시 사용가능한 ATP 에너지를 먼저 사용하게 돼요. 아쉽게도 ATP는 바벨을 2회 들 정도의 시간, 2~3초 이내에 고갈이 되고 크레아틴 인산이라는 고에너지 복합물을 활용하더라도 길게는 15초면 크레아틴 인산까지 바닥이 나게 돼요.

이때, 몸은 운동을 지속하기 위해 탄수화물을 사용하게 되는데 10초에서 90초 걸리는 운동들, 대부분의 웨이트 트레이닝 동작에는 탄수화물이 주된 에너지원으로 활용됩니다. 탄수화물은 급격한 운동 중 에너지로 동원되기에 적합한 구조로 되어 있기 때문이에요. 여러분이 탄수화물을 섭취하면 우리 몸은 여분의 탄수화물을 글리코겐으로 저장해 둔 후, 운동을 할 때 포도당으로 분해 ATP를 만들어 내는 거예요. 만약 지나친 저탄수, 무탄수 다이어트로 근육운동을 하면 탄수화물을 주 에너지원으로 사용하는 근육의 수축이완이 이루어지지 않고 결국 부족한 탄수화물을 대신해 단백질과 지방을 사용하게 돼요. 그럼 다이어트할 때 탄수화물이 부족한 상태로 운동하면 지방을 주된 에너지로 사용하는 거 아니야? 라고 생각할 수 있지만 아쉽게도 지방은 분해하고 에너지로 사용하는 데 시간이 오래 걸리는 비효율적인 에너지원이에요. 그나마 에너지로 빠르게 사용할 수 있는 근육속 단백질을 분해해 당을 만드는 '당신생'과정이 일어나 탄수화물을 만들고 에너지를 발생시켜요. 근손실 과정이 일어나게 되는 거예요.

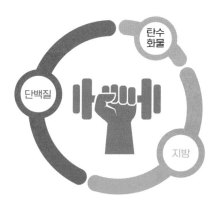

<근육을 에너지원으로 사용하는 '근손실'>

II. 지방 연소 불가

두 번째로 탄수화물이 없으면 지방을 제대로 태울 수가 없어요. 앞서 말한 것처럼 우리가 먹은 탄수화물을 분해하면 포도당이 되는데 포도당이 중요한 이유는 우리 몸의 기관들, 심지어 지방 세포조차도 포도당을 일차적인 에너지원으로 쓰기 때문이에요. 만약 탄수화물을 아주 적게 섭취한다면, 지방이 분해될 때 완전히 산화되지 못하고 케톤체가 만들어지는데, 여러분이 흔히 알고 있는 '키토 다이어트'가 이 원리를 이용한 거예요.

물론, 키토 다이어트를 통해 빠르게 체중을 감량할 수도 있지만 우리 몸에는 지방이 불완전하게 산화되어 생성된 에너지원인 케톤체를 사용하지 못하는 기관들도 많이 있고, 앞서 말한 것처럼 근손실도 함께 일어날 확률이 높기 때문에 근성장에 목표를 맞춘 분에게는 추천드리지 않아요. 이렇게 탄수화물은 근손실을 방지하고, 지방을 완전히 연소하며, 우리 몸의 각 기관에 포도당을 공급하기 위해 꼭 필요해요.

지금부터는 탄수화물을 어떻게 섭취하면 효과적이고 건강하게 다이어트를 할 수 있는지 알려드릴게요. 먼저, 여러분이 다이어트를 할 때는 '복합 탄수화물'을 섭취해 혈당을 일정하게 유지하는 게 중요해요. 복합 탄수화물이란 단순당보다 복합당의 비중이 높아서 체내 흡수 속도가 느린 식품이에요. 예를 들면 현미밥, 파스타, 통곡물, 단호박 등이 좋은 탄수화물을 포함한 식품이에요. 우리 몸의 당이 높으면 우리는 항상성 시스템에 의해 혈당을 일정한 범위로 조절하기 위해 인슐린을 분비하기 때문에 체내 흡수가 느린 복합당 비율이 높은 음식을 섭취하고, 섭취량을 조절하며 최대한 혈당을 일정하게 유지하는 게 다이어트를 위해서도 근성장을 위해서도 좋아요.

탄수화물 섭취 시간

운동을 하는 경우에는 탄수화물을 섭취하는 시간도 매우 중요해요. 30분 이하의 유산소 운동을 하거나, 1~2시간 이내의 고강도 저항성 훈련을 할 때는 운동 전에 특별히 탄수화물 섭취를 하실 필요가 없어요. 운동 전 탄수화물을 먹으면 힘이 나서 운동을 더 잘 할 수 있을 거로 생각하는 경우가 있는데, 사실 그렇지 않아요. 오히려 운동에 방해가 됩니다. 탄수화물을 먹게 되면 흡수를 위해 인슐린이 분비되는데, 운동할 때 분비되는 호르몬과 인슐린은 서로 상충 작용을 일으켜요. 인슐린은 영양분의 저장을 돕는 '동화 호르몬'인 반면 운동 중에는 저장된 에너지를 사용하기 위한 '이화 호르몬'을 분비하기 때문이에요.

운동 효과를 제대로 보려면 자극을 주는 부위에 혈액이 몰려야 하는데 운동 전에 탄수화물을 먹으면 소화를 위해 소화기관으로 혈액이 분산되고 이는 결국 운동 효과를 떨어트릴 수 있어요. 결론적으로 운동 전 3~4시간은 공복을 유지하고 운동 직전에 식사하는 건 추천하지 않아요. 운동 후에는 탄수화물을 단백질과 함께 섭취하는 것을 추천드리는데 실제로 연구 결과에 따르면 탄수화물과 단백질을 같이 섭취했을 때 근육의 회복이 빠르게 나타났으며, 단백질

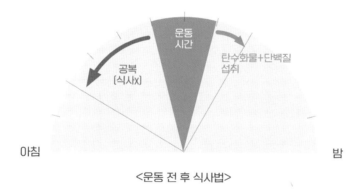

<운동 전 후 식사법>

만 섭취하는 것보다 단백질 합성도가 높았어요.

그 이유는 체내에서 분비되는 인슐린과 코르티솔의 작용에 있어요. 인슐린은 글루코스와 아미노산을 운반해주는 중요한 동화호르몬이고 코르티솔은 단백질 분해를 일으키는 이화 호르몬이에요. 고강도 운동 이후에는 코르티솔 분비가 증가하게 되는데 운동이 끝나고 우리가 탄수화물과 단백질을 혼합해서 섭취하게 되면 고강도 운동으로 인해 분비된 코르티솔을 감소시키

고, 인슐린 분비를 촉진하게 됩니다. 즉, 탄수화물을 섭취하면서 분비된 인슐린이 손상된 근육의 재생을 촉진하는 거예요. 따라서 운동 후에는 꼭 탄수화물과 단백질을 함께 섭취하는 걸 추천해 드려요.

이렇게 다이어트를 할 때 탄수화물을 먹어야 하는 이유, 좋은 탄수화물의 종류, 탄수화물 섭취 방법까지 다뤄봤는데 지나치게 적은 탄수화물을 섭취해서 체중감량은 빠르지만, 근손실까지 오는 다이어트를 하는 것 보다 조금 느리더라도 건강한 방식으로 영양소를 섭취하며 근손실 없는 다이어트를 하는 것을 추천드릴게요.

04

전략적인 치팅데이

많은 분들이 바디프로필 준비를 위해 극한의 다이어트를 하는걸 볼 수 있어요. 최소 3개월 이상 저칼로리 식단과 고강도 운동을 하는데 생각보다 살이 안 빠지거나 다이어트가 끝난 후 폭식으로 요요가 오는 분들을 많이 볼 수 있어요. 실패하는 이유는 '치팅데이' 없이 다이어트를 했기 때문이에요. 여러분이 전략적으로 치팅데이를 한다면 오히려 쉽게 다이어트에 성공할 수 있어요. 하지만 치팅데이를 고칼로리 음식, 즉 치킨/치즈볼/아이스박스 같은걸 먹는 날로 생각하는 분들이 많은데 치팅데이는 탄수화물을 활용하는게 좋아요. 전략적으로 건강하게 치팅데이를 하는 방법을 알려드릴게요.

치팅데이?

우리 인체는 낮은 칼로리 섭취가 지속되면 고갈된 탄수화물인 글리코겐을 보존하기 위해 절약 모드에 들어가고 생존 기제를 발동시켜 에너지를 적게 소비하게 돼요. 탄수화물은 인체에 있어 생존에 필요한, 특히 뇌에 많은 에너지를 공급하는 에너지원이기 때문에 어느 정도로 떨어지게 되면 탄수화물 보존을 위해 대사 시스템을 뚝 떨어트려요.

그로 인해 여러분이 운동을 정말 열심히 하고 적게 먹어도 살이 안빠지고 다이어트에 실패하는 경우가 생기게 됩니다. 만약 이때 오히려 탄수화물을 많이 섭취한다면 고갈된 글리코겐이 충전되게 되고 뇌는 다시 절약모드를 해제하게 되고 신진대사를 올려 전체적인 칼로리 대사량을 높혀주게 됩니다. 그래서 치팅데이가 꼭 필요한 거에요.

치팅데이란(Cheating Day)'(몸을) 속인다'라는 뜻의 'Cheating'과 '날(日)이라는 뜻의 'Day'가 합성되어서 만들어진 용어로 식단 조절 때문에 신체가 소비하는 칼로리를 줄이지 않도록 부족했던 탄수화물을 보충해 주는 거에요. 즉, 여러분의 몸을 속여서 낮아진 신진대사를 높여줘요. 하지만 치팅데이를 '무작정 많이 먹어도 되는 날'로 잘못 이해해서 '치팅'이 아닌 '폭식'을 하게 되고, 다이어트에 실패하는 경우도 종종 볼 수 있어요. 지금부터 건강하게 치팅을 할 수 있는 방법 알려드릴게요.

메뉴 선정 방법

치팅데이 메뉴 선정 방법을 알려드릴게요. 치팅데이라고 해서 고칼로리 음식을 전부 먹으면 안 돼요. 치팅 메뉴를 선택할 때는 포화지방의 양이 적고 탄수화물이 풍부한 음식으로 선택해주세요. 지방은 열량이 풍부하여 탄수화물과 단백질에 비해 g당 열량이 2배 이상이기 때문에 지방을 섭취하면 탄수화물과 단백질에 비해 훨씬 효율적으로 체내에 지방으로 저장되고 특히 식이 지방은 복부 주위에 우선으로 저장될 수 있어요.

근본적으로 저칼로리 식단을 하게 되어도 지방이 결핍되는 경우는 극히 힘들어요. 인체에는 눈으로 보이는것처럼 수많은 지방이 몸에 가장 많은 부위를 차지하고 있기 때문에 다이어트 중, 일부러 포화지방을 찾아 보충해줄 필요는 적어요. 따라서 치팅데이라고 할 지라도 지방, 특히 포화지방을 적게 섭취하고 복합탄수화물 위주로 보충하는게 중요해요. 예를 들어 지방 함량이 높은 크루아상 대신에 통밀 베이글과 같이 지방함량이 낮고 탄수화물이 풍부한 음식을 먹는게 좋아요.

치팅데이 때 먹으면 좋은 메뉴로는 이외에도 포화지방은 적고 탄수화물이 많이 포함된 파스타, 포화지방 함량이 적은 빵, 떡 종류도 좋아요. 면을 좋아한다면 메밀면이나 비빔국수처럼 튀기지 않은 면 종류도 괜찮아요. 건강한 메뉴를 선택했다면 얼마나 먹어야 하는지 알려드릴게요.

이건 사람에 따라, 성별에 따라, 근육량에 따라 큰 차이를 보이는데 우리 몸의 탄수화물 저장고인 체내 글리코겐 저장량을 확인해야 해요. 체내 글리코겐 저장량을 확인하는 가장 정확한 방법은 근육 생검 분석입니다. 근육 생검 분석은 근육에 채취 바늘을 찔러서 미량의 근육 조직을 채취하고 분석하는 방법이라 굳이 추천드리지는 않아요. 평균적인 글리코겐 저장량과 근육량을 기준으로 체내 글리코겐 저장량을 계산하는 방법을 알려드릴게요.

체내 글리코겐 저장량 계산법

인체에는 혈중 포도당, 간 글리코겐, 근 글리코겐 이렇게 탄수화물의 세 가지 에너지원이 있어요. 이 세 저장고의 총합을 계산해보면 여러분이 치팅데이 때 얼마만큼의 음식을 먹어야 하는지 대략 알 수 있어요.

첫째로 혈중, 즉 혈관에 흐르는 피에 있는 포도당의 양은 불과 5g 정도이며 이는 20kcal에 해당돼요. 둘째로 간은 체내에서 글리코겐 농도가 가장 높은 부위로 75~100g 정도의 글리코겐, 300~400kcal를 저장할 수 있어요. 여러분이 1시간 정도의 유산소 운동을 한다면 간 글리코겐 보급량의 절반 이상을 사용할 수 있어요. 셋째, 체내 가장 많이 저장된 탄수화물의 형태는 근 글리코겐이에요. 이는 대략 근조직 1kg당 12g의 글리코겐 농도를 나타내요. 만약 근육량이 20kg 정도인 여성이라면 약 240g 또는 960kcal의 근 글리코겐 저장고를 가지고 있는 것으로 간주하면 돼요.

결론적으로 혈중 포도당, 간 글리코겐, 근 글리코겐을 합쳐볼게요. 근육량이 20kg인 여성이 체내에 저장할 수 있는 탄수화물 양을 계산해보면 총합은 1,300~1,400kcal 정도밖에 되지 않아요.

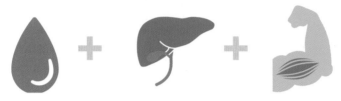

체내 글리코겐 저장량

혈중 포도당 5g
(20kcal)

간 글리코겐 75~100g
(300~400kcal)

근 글리코겐 300~400g
(1200~1600kcal)

근원	그램으로 표시된 양	칼로리에 상응하는 양
혈중 포도당	5g	20kcal
간 글리코겐	75~100g	300~400kcal
근 글리코겐	300~400g	1200~1600kcal

앞서 이야기 했듯이 여러분이 섭취한 대부분의 탄수화물은 먼저 혈중 포도당으로 전환되어 에너지로 이용되고 간과 근육에 저장돼요. 그러나 초과 탄수화물은 지방으로 변환될 수 있기 때문에 치팅데이라고 해서 자신의 글리코겐 저장량을 넘어서도록 무작정 음식을 많이 먹는 건 살이 찔 수 있어요.

고탄수화물 식사로 치팅데이를 가졌다면, 글리코겐이 충분히 저장되었는지 확인할 수 있는 간단한 방법을 알려드릴게요. 인체는 탄수화물을 먹게 되면 간과 근육에 글리코겐 형태로 저장하게 되는데 저장된 글리코겐 1g당 3g의 수분이 결합해요. 여러분이 탄수화물로 치팅을 하게 되면 자연스럽게 몸은 수분을 많이 머금게 되어 먹은 양의 3배 이상 체중이 늘어날 수 있어요.

이때 늘어난 체중은 수분의 무게가 포함된 거예요. 치팅데이 전과 후에, 체중을 측정하면 내가 제대로 글리코겐을 충전했다는 것을 확인할 수 있어요. 갑작스럽게 늘어난 체중은 걱정하지 않아도 돼요. 증가한 체중은 여러분이 다이어트 식단으로 돌아가고 운동을 병행하게 되면 하루 만에 원래 체중으로 돌아올 수 있어요. 저장된 글리코겐을 운동으로 고갈시키면, 자연스럽게 수분이 빠지게 되면서 금방 정상 체중으로 돌아올 수 있어요.

오히려 치팅데이로 충전한 글리코겐으로 더욱더 높은 운동강도로 운동할 수 있고 이는 근성장과 지방연소로 이루어져 근손실 없는 다이어트를 할 수 있어요. 이렇게 치팅데이를 가져야 하는 이유, 메뉴, 섭취량에 대해서 알려드렸어요. 다이어트를 한다고 해서 무작정 음식을 적게 섭취하는 것은 오히려 다이어트의 효율을 떨어뜨리고 신진대사를 낮출 수 있다는 점 꼭 기억해 주세요. 건강한 메뉴와 섭취량으로 치팅데이를 가지기를 추천드려요.

05
고구마를 대체할 탄수화물

다이어트 식단이라고 이야기하면 대부분 고구마와 닭가슴살을 떠올리실 거예요. 하지만 다이어트 중 고구마 섭취는 별로 추천드리지 않아요. 고구마에 풍부하다고 알려진 식이섬유는 고구마 끝 뿌리 쪽에 주로 분포되어 있고, 사실 거긴 맛이 없어서 먹는 사람이 많이 없어요. 특히 고구마엔 치즈케이크만큼 높은 당이 있어 달달한 단맛이 많이 나고 다이어트에 추천하지는 않아요. 그보다 훨씬 더 추천하는 탄수화물 음식은 바로 '파스타'예요.

파스타가 추천 탄수화물?

파스타는 살찌는 대표적인 음식이 아닌가? 하시는 분들도 있겠지만 사실 파스타는 복합탄수화물로 구성된 좋은 탄수화물 공급원이자 높은 단백질을 함유한 가성비를 갖춘 식품이에요.

다만 파스타 먹고 살이 찌는 이유는 파스타 때문이 아니라 꾸덕꾸덕한 크림파스타 혹은 오일 파스타를 먹었기 때문이에요. 탄수화물은 단순하게 딱 '탄수화물!' 이렇게 구분하는 게 아니라 단당류, 이당류, 다당류, 식이섬유(셀룰로오스) 등 다양한 형태로 존재하고 구별해요. 보통 단당류와 이당류를 단순당, 다당류와 식이섬유를 복합당이라 불러요.

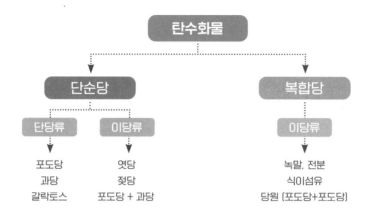

<탄수화물 종류>

　이 중에서 단순당이 흔히 생각하는 '살찌는 탄수화물'이라고 할 수 있어요. 단당류는 탄수화물의 가장 기본 단위로, 분해 과정이 단순해 바로 우리 몸에 흡수되면서 혈당을 급격하게 올려요. 단순당을 섭취하게 되면 혈당이 급격하게 올라가게 되고, 피에 떠다니는 탄수화물을 세포로 저장하기 위해 동화호르몬인 인슐린을 분비해요. 분비된 인슐린은 혈액 속의 당을 고농축 탄수화물인 글리코겐 형태로 저장하게 되는데 이때 탄수화물을 저장할 수 있는 공간이 부족하면 지방으로 변환하여 저장하게 돼요. 이 이유로 탄수화물을 많이 먹으면 살이 찌는 거예요. 고구마를 많이 먹어도 살이 찌고 현미밥을 많이 먹어도 살이 찌고 치즈볼을 많이 먹어도 살이 쪄요. 그냥 많이 먹으면 무슨 음식이든 살이 찝니다.

　반면 복합당은 복잡한 분해 과정을 거치면서 우리 몸에 천천히 흡수되기 때문에 같은 양의 단순당을 먹었을 때보다 살이 찔 확률이 낮아요. 심지어 복합당을 분해하기 위해 에너지를 사용하기 때문에 칼로리를 사용하기까지 합니다. 즉, 다이어트를 효과적으로 하기 위해서는 단순당보다 복합당을 섭취하는 것이 좋아요. 다이어트뿐만 아니라 근성장을 위해서도 혈당을 안정적으로 유지해주는 복합당을 추천해 드려요. 정리하자면 다이어트 하실 때 먹으면 좋은 탄수화물이란, 단순당보다 복합당의 비중이 높아서 체내 흡수 속도가 느린 식품이에요. 여기에 식이섬유 함량과 단백질 함량까지 높다면 정말 좋은 탄수화물이라고 할 수 있어요.

탄수화물 확인 방법

다이어트할 때 좋은 탄수화물을 손쉽게 확인할 수 있는 방법은 영양성분표를 확인하는 거예요. 식품 영양정보표에서 탄수화물은 식품에 포함된 전체 탄수화물의 양을, 당류는 탄수화물 중 혈당을 빠르게 높이는 단순당을 표기해 놓은 거예요. 따라서 탄수화물 대비 당류의 함량이 낮은 탄수화물을 선택해야 해요. 단순당이 적고, 복합당이 많이 포함되어 흡수가 천천히 돼요.

영양정보	총 내용량 00g 000kcal	
총 내용량당		1일 영양성분 기준치에 대한 비율
나트륨 00mg		00%
탄수화물 00g		00%
당류 00g		00%
지방 00g		00%
트랜스지방 00g		
포화지방 00g		00%
콜레스테롤 00mg		00%
단백질 00g		00%
1일 영양성분 기준치에 대한 비율(%)은 2,000kcal 기준이므로 개인의 필요 열량에 따라 다를 수 있습니다.		

구체적으로 고구마와 파스타의 영양성분표를 확인해볼게요. 고구마는 100g을 기준으로 했을 때 탄수화물 32.45g이 함량 되어 있고, 당류는 이 중 16.3g을 차지하고 있어요. 탄수화물 대비 당류의 비율이 50.2%, 즉 절반 이상이라고 할 수 있어요. 고구마 속에 들어있는 탄수화물 중 절반 이상이 단순당 즉, '살찌는 탄수화물' 인 거죠. 고구마 속에 얼마만큼의 당류가 들어있는지 와닿지 않으신다면 각설탕을 기준으로 비교해보세요. 흔히 먹는 각설탕 한 개에는 당류가 4g이 들어있어요. 고구마에는 16.3g의 당류가 들어있으므로, 고구마 100g에는 각설탕 4개에 해당하는 당류가 들어있는 거예요.

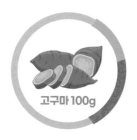

탄수화물 (32.45g)

당류(16.3g)
50.2%

각설탕 **4**개

<고구마의 영양성분>

데체코 파스타의 경우 100g을 기준으로 했을 때 탄수화물 70g이 함량 되어 있고. 당류는 이 중 3.4g을 차지하고 있어요. 탄수화물 대비 당류의 비율이 4.8%, 고구마에 비해 현저히 낮은 것을 확인할 수 있어요. 따라서, 파스타를 먹었을 때는 단순당이 적게 들어있으므로 고구마에 비해 우리 몸에 천천히 흡수되고, 살이 찔 확률이 낮아요. 물론 100g을 기준으로 했을 때 고구마에 비해 파스타가 탄수화물의 함량이 2배 정도 더 높기 때문에 파스타를 드실 때는 고구마와 똑같이 100g을 먹는 것이 아니라 탄수화물 양을 고려하여 섭취량을 조절해야 해요. 많이 먹으면 무슨 음식이든 살이 찌기 때문에, 항상 섭취량에는 신경을 써야 해요.

탄수화물 (70g)

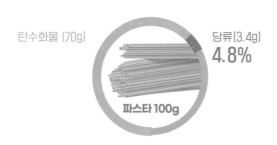

당류(3.4g)
4.8%

파스타 100g

<데체코 파스타의 영양성분>

섭취량만 잘 조절한다면 앞서 이야기했듯이 단순당보다 복합당을 섭취했을 때 혈당이 안정적으로 유지되고 인슐린도 일정하게 분비되기에 파스타가 고구마에 비해 좋은 탄수화물 공급원이라고 할 수 있어요.

파스타가 좋은 탄수화물 공급원이 될 수 있는 건 파스타를 만드는 재료 때문이에요. 파스타면은 밀가루가 아니라 딱딱하고 거친 듀럼밀을 갈아서 만들어요. 일반 밀가루가 백미라면 듀럼밀은 현미에 가까워서 여러분이 다이어트를 할 때 쌀밥 대신 현미밥을 먹듯이, 밀가루면 대신 듀럼밀로 만든 파스타를 드시면 혈당을 천천히 올릴 수 있어요. 일반 밀가루와 반대로 누런빛을 띠는 듀럼밀은 현미와 마찬가지로 단백질과 글루텐 함량이 높고 입자가 거칠어 소화 흡수가 느리거든요.

하지만 앞서 말씀드렸듯이 파스타 자체의 영양 성분은 좋더라도, 파스타와 함께 먹는 크림소스, 지나친 오일은 다이어트에 도움이 되지 않을 수 있기 때문에 함께 곁들여 먹는 소스는 신경 써야 해요. 현미밥을 기름이나 소스를 잔뜩 넣어 먹으면 살이 찌듯이, 파스타 역시 기름이나 소스를 잔뜩 넣어 조리해 먹으면 다이어트 식단이라고 할 수 없어요.

이렇게 좋은 탄수화물을 고르는 방법을 알아보고 고구마와 파스타의 영양성분을 비교해 봤어요. 다이어트를 하실 때는 항상 영양성분을 비교해가며 객관적 정보를 통해 식품을 선택할 수 있는 능력을 기르면 좋아요.

06

단백질 섭취에
대한 모든 것

운동을 하고 나서 단백질을 먹어야 한다는 사실을 모르는 분은 없으실 거예요. 하지만 도대체 몇 분 안에, 얼마만큼의 양을, 어떻게 먹어야 하는지, 어떤 단백질이 좋은 것인지 고려해야 할 것이 한두 가지가 아니에요. 근성장을 위해서는 단백질의 종류, 섭취량, 섭취 간격, 섭취 시기, 그리고 탄수화물과의 혼합 섭취도 신경 써서 단백질을 섭취하여야 하는데요. 그래서 준비했습니다. 단백질 섭취의 모든 것을 알려드리겠습니다.

단백질 섭취량

단백질은 끼니당 얼마만큼을 먹으면 적당할까요? 결론부터 말씀드리자면 끼니당 단백질 섭취량은 자신의 하루 섭취 칼로리를 기준으로 25~30%로 설정해주시면 됩니다. 그렇다면 다른 영양소는 어떻게 섭취하면 될까요? 하루 섭취칼로리를 기준으로 탄수화물은 50~55% 단백질은 25~30% 지방은 15% 정도 섭취하시는 것이 좋아요. 만약 하루 섭취칼로리로 계산하시는 것이 어려우시다면 체중으로 계산하시는 방법도 있어요. 여러분이 섭취해야 하는 단백질은 체중당 1.6~1.8g으로 설정하셔서 드셔주시면 좋아요. 이때 단백질의 양은 운동강도에 따라 차이가 있을 수 있어요. 운동을 하지 않으시거나, 저강도 운동을 하실 경우에는 단백질 섭취량을 줄여서 섭취해주시는 것이 좋아요.

좌식 생활자	(체중) x 0.8g
근육량 유지 근력 훈련	(체중) x 1.2~1.4g
근육량 증대 근력 훈련	(체중) x 1.6~1.7g
지구력 훈련	(체중) x 1.2~1.4g
간헐성 고강도 훈련자	(체중) x 1.4~1.7g
체중 조절자	(체중) x 1.4~1.8g

<유형별 단백질 섭취 권장량>

그럼 한 번 실제로 계산해 볼게요. 예를 들어서 체중이 50kg인 여자분이라면 체중 50kg 곱하기 1.6 혹은 1.8을 하셔서 80g에서 90g의 단백질을 하루에 섭취해주시면 됩니다. 주의하셔야 하는 것은 여기서 단백질을 g 수로 이야기할 때는 식품의 무게가 아니라 식품 속에 들어있는 단백질의 무게를 이야기하는 거예요. 하지만 어디까지나 제가 지금 제시해 드리는 정보는 기준점으로만 여겨주세요.

여러분이 단백질의 양을 추정할 때 가장 고려해야 할 부분은 적절한 단백질 섭취량은 누구에게나 동일하지 않다는 거예요. 단백질 섭취량은 운동 강도 및 유형, 신체적 상태, 근육량, 나이 등과 같은 변수를 고려하여 설정해야 하므로, 섭취량을 일정하게 유지하시면서 몸의 변화를 확인하고 단백질 양을 조절해주시는 것이 가장 좋아요.

한편, 단백질을 먹으면 다이어트에 도움이 된다고 알고 계시는 분들 중에서 과다하게 단백질을 섭취하시는 경우가 있어요. 꼭 필요한 영양소라 하더라도 단백질을 많이 먹는 것은 좋지 않아요.

그 이유로는 첫째, 골다공증에 걸릴 수 있어요. 우리 몸에 꼭 필요한 영양소인 탄수화물, 지방, 단백질은 공통적으로 탄소, 수소, 산소를 포함하고 있어요. 이 중에서 단백질만 질소가 있어요. 단백질을 많이 먹으면 단백질 분해 과정에서 나오는 질소 증가로 생성되는 암모니아를 소변으로 배출해야 하면서 간과 신장에 부담을 주게 됩니다. 그로 인해 칼슘도 많이 배출하면서 골다공증의 위험에 노출돼요. 인바디를 쟀을 때 근육량은 높은데 골밀도와 무기질 지수가 낮으면 단백질을 너무 많이 먹고 있는 건 아닌지 살펴보세요.

둘째, 단백질을 많이 먹어도 똑같이 살이 찔 수 있어요. 운동을 열심히 하고 나서 자신의 섭취량을 넘어서 단백질을 먹으면 지방으로 축적될 수 있어요. 예를 들어 한 끼에 권장되는 단백질 섭취량이 20g인데, 운동을 마치고 나서 근육을 늘리고 싶은 마음으로 운동 후 단백질 보충제 2 스쿱(단백질 50g 이상)을 먹으면 몸에서 필요한 양을 제외한 여분의 20~30g의 단백질은 지방으로 축적될 수 있어요. 따라서, 적정한 양의 단백질을 드시는 것을 추천드려요.

단백질 섭취 시간

단백질의 섭취 시간에 대해서 궁금해하시는데요. 단백질 섭취는 운동이 끝난 후 30분에서 60분 이내에 드셔주시는 것이 좋아요. 근육의 단백질 합성 속도는 단백질 섭취 후 30분 이내 최고 수준으로 빠르게 성장하며 최대 3시간 동안 유지돼요. 운동 후 빠른 단백질 섭취는 단백질 합성과 관련된 신호 전달 체계를 활성화시키며, 이러한 변화는 운동 후 30분에서 60분 사이에 최고 수준을 나타내요.

섭취하는 시간이 늦어질수록 근육 회복이 지연될 가능성이 높아요. 실제로 운동 직후 단백질을 섭취하면 연령과 관계없이 젊은 성인과 노인 모두 근육으로 식이 단백질 전달이 증가되었어요. 또, 하체운동 후 즉각 단백질을 섭취한 집단과 2시간 후 섭취한 집단을 비교했을 때, 즉각 단백질을 섭취한 집단의 대퇴사두근 굵기가 더 증가했어요. 이처럼 단백질 섭취 시기에 따라 근육 회복의 정도가 차이가 있으므로, 되도록 운동이 끝난 후 한 시간 이내에 단백질을 섭취해주세요.

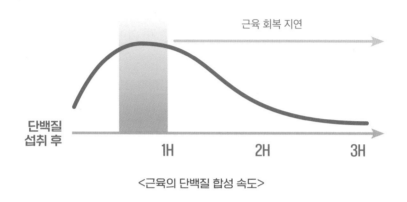

<근육의 단백질 합성 속도>

추가로 말씀드리고 싶은 것은 운동을 마치고 나서 단백질 섭취는 1회만 하는 것이 아니라 지속적으로 챙겨야 한다는 거에요. 단백질의 섭취 간격과 그에 따른 효과에 대하여 조사한 연구에 따르면 하체 운동에 참여한 연구 대상자에게 총 80g의 단백질을 제공하면서 첫 번째 집단에는 약 9시간 간격으로 40g의 유청 단백질을, 두 번째 집단에는 약 3시간마다 20g의 유청 단백질을, 마지막 집단에는 약 1시간 30분마다 8-10g의 유청 단백질을 각각 섭취하게 하였어요. 그 결과 약 3시간마다 20g의 유청 단백질을 섭취한 집단에서 단백질의 이동과 합성이 높게 나타났어요. 여기서 고려하셔야 하는 것은 세 시간마다 시간을 재며 단백질을 섭취해야 한다는 것이 아니에요.

단백질을 운동 후에만 섭취하는 것이 아니라 끼니마다 챙겨야 한다는 것이죠. 운동이 끝나고 회복기에 일어나는 단백질 합성반응은 운동 후 최대

24시간까지 일어날 수 있어요. 운동이 끝나고 나서 하루 동안은 우리 몸에서 계속 섭취한 단백질을 활용해서 단백질 합성반응이 일어나고 있는 거죠. 그러므로 운동 후 초기부터 회복기 내내 주기적인 단백질 섭취에 관해 관심을 가지고 지속해서 먹어주는 것이 중요해요.

단백질이 풍부한 음식

그렇다면 단백질이 많이 함유된 음식에는 어떤 것들이 있을까요? 단백질이라고 하면 대부분 닭가슴살이나 계란, 단백질 보충제만을 떠올리시는 경우가 많아요. 하지만 여러분의 생각보다 섭취할 수 있는 단백질 공급원은 다양해요. 특히 단백질 공급원은 다양할수록 좋은데 그 이유는 다양한 아미노산을 골고루 섭취해주기 위함이에요.

우리 몸에서 단백질을 합성하는 데 관여하는 아미노산은 모두 20가지인데요. 성인은 필수아미노산 8가지와 비필수아미노산 12가지를 단백질 합성에 쓰게 되어요. 만약에 식품을 통해서 공급받을 수 있는 필수아미노산이 부족하면 단백질을 제대로 합성할 수 없어요. 따라서 다양한 단백질 공급원을 활용해서, 필수아미노산과 비필수아미노산을 골고루 섭취해주시는 것이 근성장에 있어서 중요해요. 추천드리는 단백질 공급원은 등푸른생선, 돼지고기 앞다릿살, 오징어, 새우, 쇠고기, 우유, 달걀 등이 있어요. 단백질 공급원에 따라서 장단점이 있기 때문에 다양한 단백질 급원을 활용해서 식단을 구성하시는 것을 추천드릴게요.

단백질만 먹으면 될까?

그렇다면 단백질만 잘 먹으면 근육이 생길까요? 영양학적으로 단백질과 탄수화물은 혼합섭취 하는 것이 중요해요. 특히 운동을 실시한 이후는 더욱더 혼합 섭취가 중요해요. 여러 연구에서 탄수화물과 단백질을 같이 섭취했을 때 근육의 회복이 빠르게 나타났으며, 단백질만 섭취하는 것보다 단백질 합성이 높았어요. 그 이유는 체내에서 분비되는 인슐린과 코르티솔의 작용에 있어요. 인슐린은 글루코스와 아미노산을 운반해주는 중요한 동화호르몬이고 코르티솔은 단백질 분해를 일으키는 이화 호르몬이에요. 고강도 운동 이후에는 코르티솔 분비가 증가하게 되는데요.

운동이 끝나고 우리가 탄수화물과 단백질을 혼합해서 섭취하게 되면 고강도 운동으로 인해 분비된 코르티솔을 감소시키고, 인슐린 분비를 촉진하게 돼요. 회복기 초기 과정에서 인슐린은 혈액의 흐름을 증가시키고 세포 운반 단백질 중 하나인 글루코스 수송체를 활발하게 작용시켜 근육 안으로 글루코스 유입을 촉진해요. 이러한 과정에서 운동에 의해 고갈된 에너지원의 재보충을 촉진할 수 있어요. 이 외에도 인슐린은 류신의 작용을 활발하게 하고, 근육으로의 필수아미노산 이동을 증가시켜요. 즉, 탄수화물을 섭취하면서 분비된 인슐린이 손상된 근육의 재생을 촉진시키는 거예요. 따라서 운동 후에는 꼭 탄수화물과 단백질을 함께 섭취해주셔야 해요.

정리해보자면 첫째, 단백질 섭취량은 자신의 하루 섭취 칼로리를 기준으로 25~30%로 설정해주세요. 체중으로 따지면 1.6~1.8g을 드셔주시는 것을 추천드려요. 둘째, 단백질 섭취가 과다하면 골다공증의 위험에 노출되거나 지방으로 전환되어 저장될 수 있으므로 적당한 양을 드시는 것이 중요해요. 셋째, 운동이 끝난 후 30분~60분 이내에 단백질을 섭취해주세요. 운동 후 최대 24시간까지 근합성이 일어나므로 주기적인 단백질 섭취를 해주시는 것이 중요해요. 넷째, 다양한 단백질 공급원을 활용해서, 필수아미노산과 비필수아미노산을 골고루 섭취해주시는 것이 근성장에 있어서 중요해요. 다섯째, 운동 후에는 꼭 탄수화물과 단백질을 함께 섭취해주셔야 해요. 이렇게 단백질 섭취의 모든 것에 대해서 다뤄보았어요. 운동만 하는 것이 아니라 영양학적 지식을 바탕으로 현명하게 단백질 섭취를 하셔서 효율적인 영양을 섭취하셨으면 좋겠습니다.

07

그릭요거트와
과일의 배신

여러분이 다이어트할 때 많이 드시는 그릭 요거트는 진짜 다이어트 식품일
까요? 결론부터 말씀드리자면 다이어트할 때 저는 그릭요거트를 먹지 않습
니다. 그릭요거트는 우리가 생각하는 것처럼 다이어트 식품이 아니에요.

숨은 지방

식품 중에서 지방 함량이 높지만 쉽게 인지하기 어려운 것들이 있어요. 이
런 것들을 숨은 지방(hidden fat)이라고 해요. 예를 들어 건강식품으로 알고
있는 우유, 그릭요거트 등이 여기에 해당돼요. 실제로 다이어트 식단을 맛있
게 구성하기 위해서 아침에 그릭 요거트와 그래놀라 그리고 과일을 함께 섭
취하는 경우, 우유에 다이어트 시리얼을 드시는 경우, 직접 집에서 요거트를
만들어 드시는 분들을 종종 볼 수 있어요. 지금부터 다이어트할 때 그릭요거
트를 추천해 드리지 않는 이유를 설명드릴게요.

먼저 그릭요거트의 영양성분표를 한 번 볼까요? 지금 보여드리는 영양성분
표는 포털사이트에서 그릭요거트를 검색했을 때 상단에 나온 제품의 성분표
에요. 여러분이 다이어트 중이시라면 영양성분표를 살펴볼 때, 눈여겨 보아
야 하는 것은 크게 두 가지에요.

영양성분 살펴보기

첫째 당류입니다. 단당류, 즉 단순 탄수화물은 분자가 단순하기 때문에 분해할 필요가 없이 바로 즉각적으로 흡수돼요. 그 때문에 단순 당은 지방으로 전환될 확률이 매우 높아요. 쉽게 생각해서 살이 찐다고 생각하는 설탕에 들어있는

	1회 제공량 100g당	% 영양소 기준치
열량	150kcal	7.5%
탄수화물	3g	
당류	3g	
단백질	8.5g	14%
지방	11.5g	23%
포화지방	6g	40%
트랜스지방산	0g	
콜레스테롤	38mg	12.5%
나트륨	35.5mg	1.8%

[1일 영양성분 기준치에 대한 비율]

당이 '당류'에 해당한다고 보면 돼요. 당류가 낮을수록 다이어트에 도움이 되는 식품이라고 할 수 있어요. 둘째, 포화지방입니다. 포화지방은 쉽게 생각하면 상온에서 고체 형태로 존재하는 지방을 의미해요. 주로 동물성 지방에 포화지방이 많이 함유되어 있어요. 일반적으로 지방을 섭취하는 경우에는 포화지방보다 불포화지방이 들어있는 식품을 섭취하는 것이 좋아요. 이에 따라 미국심장협회는 심혈관계 건강을 위해 포화지방 섭취량을 식이 칼로리의 7% 미만으로 낮추도록 권고하고 있어요. 영양성분표를 볼 때 탄수화물군에서 당류가 낮고 지방 중에서 포화지방이 낮을수록 좋은 식품이라고 할 수 있어요.

여기서 다이어트 중 그릭요거트를 추천하지 않는 이유가 나와요. 앞서 보여드린 제품은 탄수화물이 3g인데 그중 단당류가 3g이 들어 있어요. 또, 총지방은 11.5g인데 포화지방이 6g 들어있어요. 총제공량이 100g인데, 무려 지방이 11.5g이나 들어있는 거예요. 여러분의 이해를 돕기 위해 시중에 있는 빵으로 비교해볼게요. 첫째, 왕도넛이에요. 왕도넛 95g에 들어있는 당류는 8g, 포화지방은 3.1g이에요. 즉 그릭요거트에 들어있는 포화지방 함량이 왕도넛에 있는 포화지방 함량보다 높은 거예요. 이번에는 마카롱과 비교해

볼게요. 물론 마카롱은 당류가 1개당 11g으로 그릭요거트보다 훨씬 높지만, 총내용량 24g당 포화지방이 1.8g 들어있어요. 그릭요거트 100g 드신다면, 마카롱 3개에 들어있는 포화지방량인 5.4g보다 더 많은 포화지방을 섭취하게 되는 거예요.

총 제공량 100g	총 제공량 95g	총 제공량 24g(1개당)
당류 3g, 지방 11.5g	당류 8g, 지방 3.1g	당류 11g, 지방 1.8g

이렇게 다른 식품들과 비교해보니 그릭요거트에 들어있는 포화지방 함량이 높다는 사실이 이해되실 거예요. 그런데도 다이어트할 때 요거트를 먹는 이유는 요거트의 장점들 때문이에요. 요거트는 양질의 단백질과 칼슘이 농축되어 있고, 살아 있는 유산균을 섭취할 수 있기 때문에 장 건강과 면역력 증진에도 좋아요. 하지만 포화지방함량이 높기 때문에 다이어트 중에는 유산균이 풍부하면서도 지방함량이 적은 낫또와 같은 음식을 더 추천하고 싶어요. 만약 요거트를 드시고 싶으시다면 영양성분표를 꼭 확인하셔서 포화지방과 당류가 낮은 제품을 골라서 드시는 것이 좋아요.

과일 속 당분

그릭요거트가 다이어트 식품이 아니라고 말씀드렸는데, 꾸덕꾸덕한 그릭요거트에 상큼한 사과 그리고 카카오닙스, 꿀을 넣어서 드시는 분들 계실 거예요. 과일은 비타민과 무기질, 식이섬유를 포함하고 있어 다이어트에 도움이 된다고 생각해서 드시는 분들이 많이 있어요. 하지만 때때로 과일의 칼로리와 당류는 과자보다 높아요. 말린 바나나의 칼로리는 100g에 299kcal, 샤인머스캣 10알은 100kcal에요. 물론, 영양성분의 차이는 있지만 썬 칩 1봉지의 칼로리가 190kcal인 것과 비교해 본다면 과일은 우리가 생각했던 것보다 높은 칼로리를 가지고 있어요. 과일에는 비타민과 무기질, 피토케미컬이 많이 포함되어있어요. 하지만 다이어트 중 과일을 먹는 것은 추천하지 않아요.

과일은 우리가 먹는 곡류를 제외하고 대표적인 탄수화물 급원이에요. 탄수화물을 우리 몸에 공급해주는 과일은 물론 포도당도 들어있지만, 과당을 가장 많이 함유하고 있어요. 과당은 단당류의 일종으로, 포도당과 비슷하게 체내에서 빠르게 혈당을 올려주는 당이라고 할 수 있어요. 과당은 레불로오스 또는 Fruit Sugar, 과일 당분으로 불리는데 기본적으로 과당은 간에 의해서 포도당으로 전환돼요.

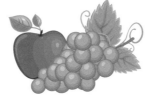

| 포도당 | 과당 [단당류] |

우리가 섭취한 탄수화물은 글리코겐 형태로 간에 30퍼센트 근육에 70퍼센트 저장되는데, 과일에 들어있는 단당류인 과당은 이 중 간에만 저장할 수 있어서 지방으로 축적되기 더 쉬워요. 우리의 간과 근육에 글리코겐은 무제한

저장할 수 없고, 탄수화물을 한계치 이상 섭취하게 되면 잉여 탄수화물은 지방으로 전환돼 체내에 축적돼 살이 찌게 돼요.

간 글리코겐은 근 글리코겐보다 저장용량이 적은데 일반적으로 간 글리코겐으로 저장할 수 있는 칼로리는 300~400kcal, 근 글리코겐에 저장할 수 있는 칼로리는 1,200~1,600kcal에 해당돼요. 따라서, 간 글리코겐으로만 저장할 수 있는 과당은 우리 몸에서 상대적으로 저장할 수 있는 용량이 적어 지방으로 전환될 확률이 높아지는 거예요. 실제로 연구에 의하면 포도당과 비교했을 때, 과당은 간에서 더욱 많은 글리코겐 과다 축적을 유발했다고 해요. 그럼 구체적으로 다이어트 중에 과일을 추천하지 않는 이유를 포도당과 비교해 알려드릴게요.

첫째, 전신에서 사용되는 포도당과 달리 과당은 거의 전적으로 간에서 사용돼요. 우리가 쌀, 귀리, 빵, 파스타 및 녹말 채소를 섭취해서 흡수된 포도당은 혈류를 통해 이동하며 신체의 모든 조직에 에너지를 제공해요. 반면, 사과, 꿀, 청량음료 등을 통해 과당을 섭취하게 되면 과당은 간에서 사용돼요. 사용되는 곳이 적은 과당의 과다 섭취는 필수 장기 주변의 지방간과 내장지방을 유발할 수 있어요.

둘째, 포도당과 비교했을 때, 과당은 포만감을 느끼게 하지 않아요. 포도당은 소장에 흡수된 후 혈당 수치를 높이고, 우리 몸은 포도당을 간과 근육에 글리코겐 형태로 저장하기 위해 인슐린을 분비해요. 인슐린이 분비되면 포만감을 느끼게 하는 렙틴의 생성과 분비를 유도해요. 지방 세포로부터 분비되는 렙틴은 일반적으로 '포만감 호르몬'으로 알려져 있으며, 우리가 포만감을 느끼게 해요. 반면, 과당은 인슐린, 렙틴을 거의 분비하지 않아요. 과당은 렙틴의 생성과 분비를 방해하는데, 이런 이유로 과당을 많이 섭취하게 되면 포만감을 느끼지 못하고 계속 먹게 될 수 있어요. 그렇다면 다이어트 중에 과일을 먹고 싶다면 어떻게 해야 할까요?

과일 섭취법

I. 아침에 먹기

첫째, 우리가 과일을 먹고 싶다면 과일은 아침에 먹는 것이 제일 좋아요. 과당은 간 글리코겐으로 저장이 되는데, 간글리코겐의 저장량은 근 글리코겐의 저장량에 비해 상대적으로 적기 때문에 지방으로 변환될 확률이 높은 거예요. 우리가 아침에 일어나게 되면 과당이 주로 저장될 수 있는 간글리코겐은 밤새 에너지원으로 사용되었기 때문에 고갈된 상태에요. 따라서 과일을 먹고 싶다면 아침에 먹는 것을 추천해요. 단, 산도가 높아서 공복에 먹으면 위산이 많이 분비되고 속쓰림을 유발할 수 있는 귤, 자몽, 오렌지 같은 과일은 주의해주세요.

II. 껍질까지 먹기

둘째, 껍질까지 같이 드시는 것을 추천해요. 과일의 껍질에는 식이섬유가 풍부하게 들어 있는데, 식이섬유는 소장까지 이동하는 데 5시간 이상 걸려서 포만감이 오래 유지되고 탄수화물 흡수 속도를 늦춰주기 때문에 과일을 먹고 싶다면 식이섬유가 풍부한 껍질까지 같이 먹으면 좋아요.

정리해보자면 과일은 인슐린을 분비하지 않아 포만감을 유발하지 않고, 간에서만 대사되기 때문에 다이어트 도중 먹는 것은 추천하지 않아요. 만약 다이어트 중에 과일이 먹고 싶다면 간 글리코겐이 고갈된 아침에, 껍질까지 함께 먹는 것을 추천할게요.

08

챙겨먹어야하는 지방

지방은 칼로리가 높아 다이어트에 방해가 된다고 생각해서 피하는 분들이 많이 있어요. 하지만 때때로 지방이 다이어트에 도움이 되기도 해요. 실제로 우리가 챙겨 먹으면 체지방을 태우는 데 도움을 주는 지방이 있어요. 우리 몸에 지방이 부족하면 오히려 몸에서 체지방을 태우는 데 효율이 떨어지게 되고, 식욕을 증가시킬 수 있기 때문에 지방을 꼭 먹어야 해요. 체지방을 태우는 데 불쏘시개 역할을 하는 지방, 지방을 꼭 먹어야 하는 이유에 대해서 알려드릴게요.

식욕 컨트롤

한 번쯤 다이어트를 하다가 식욕이 좀처럼 사그라지지 않는 경험 해봤을 거예요. 다이어트를 실패하게 하는 식욕, 우리가 다이어트를 할 때 식욕을 조절하기 힘든 이유는 단순히 '의지'가 부족해서가 아니라 우리 몸에서 식욕과 체중을 조절하는 렙틴이라는 호르몬 때문이에요. 렙틴은 신체 내에서 지방의 양을 일정하게 유지하는 역할을 해요. 우리 몸의 지방 조직의 양이 증가하면 일정한 지방의 양을 유지하기 위해 렙틴이 분비되어 식욕을 감소시키고, 체내의 지방합성을 줄이면서 에너지 소비와 열을 방출시켜요.

　반대로 우리 몸의 지방조직의 양이 감소하면 일정한 지방의 양을 유지하기 위해 렙틴 농도가 줄어들어 식욕이 증가하게 돼요. 즉, 우리는 렙틴으로 인해 일정하게 체지방을 유지할 수 있어요. 그런데 우리가 트랜스 지방과 같은 좋지 않은 지방을 과잉 섭취해서 염증이 나타나면 호르몬 수용기 작동에 문제가 생기게 돼요. 이럴 경우 체지방이 늘어나 렙틴이라는 호르몬을 많이 분비해도 호르몬 수용기가 받아들이지 못해서 식욕을 떨어뜨리지 못하게 돼요. 좋지 않은 지방을 섭취함으로써 호르몬 수용기가 고장나는거죠. 이 때 오메가3 지방산을 먹는 것이 도움이 돼요. 여러 연구결과가 이를 지지해주는데요.

오메가3 지방산

오메가3 지방산의 장점을 말씀드릴게요. 첫 번째로 오메가3 지방산은 체중 유지에 도움이 된다는 연구 결과가 있어요. 워싱턴대 영양학 연구팀은 정크푸드 속 탄수화물이나 당분처럼 인공적으로 정제되고 가공된 식물성 기름을 대신해 오메가3 지방산이 많이 들어간 자연식품 속 지방을 많이 먹으면 뇌 속의 염증을 줄임으로써 체중 유지에 도움을 준다는 사실을 알아냈어요. 또 운동하지 않는 사람들을 대상으로, 6주간 오메가3를 섭취하게 한 결과 체지방량이 감소하면서 제지방량이 약간 증가했다는 연구 결과도 있어요. 지방이라고 무조건 몸에 해로운 것이 아니라 몸에 필요한 지방을 먹게 되면, 오히려 체지방이 줄어들 수가 있어요.

두 번째, 오메가3는 항염증 작용을 해요. 질환을 예방하고 면역기능을 강화하는 등 우리 몸에 유익한 역할을 하는 것으로 알려져 있어요. 세 번째로 뇌의 기능을 유지하는데도 정말 중요해요. 뇌는 다른 조직에 비해 탄소수 18개 이상인 긴사슬 다불포화지방산으로 구성된 인지질이 많아요. 뇌 세포막의 인지질을 구성하는 지방산의 50% 이상이 오메가3의 일종인 DHA에요 따라서 오메가3 지방산이 부족하면 인지기능, 학습 능력, 시각 기능이 저하될 수 있어요.

여기서 중요한 것은 다른 지방과 다르게 우리가 몸 안에서 오메가3 지방산을 만들어내지 못하기 때문에 반드시 음식으로 섭취해 줘야 한다는 거예요. 오메가3 지방산 중에서도 알파 리놀렌산은 몸에서 생성할 수 없으니 신경 써서 섭취해주어야 해요. 이렇게 몸에서는 필요하지만, 자체적으로 생산이 불가능한 지방산을 필수 지방산이라고 해요.

필수 지방산은 오메가3 중 알파 리놀렌산, 오메가6 중 감마리놀렌산이 해당돼요. 오메가3는 두 가지 방법으로 섭취할 수 있는데 하나는 어류에서 유래한 것이고 다른 하나는 식물에서 유래한 거예요. 오메가3는 다랑어, 아귀, 방어, 고등어, 꽁치 전어 등 흔히 잡을 수 있는 생선류나 아욱, 미나리, 상추, 시금치, 호박, 고춧잎, 녹차, 토마토 등의 식물에 많이 들어있어요. 우리가 하루에 생선 한 마리를 먹는다면 오메가3 권장량을 가볍게 섭취할 수 있어요. 다만 오메가3 지방산은 열에 약하기 때문에 가능하면 구이보다 익히지 않은 날것으로 먹는 것이 좋아요.

오메가3 주의점

우리가 오메가3를 섭취할 때 주의해야 할 점은 크게 세 가지에요. 첫 번째로 과다 섭취는 좋지 않아요. 오메가3 지방산은 하루에 3그램 이상 섭취할 경우 부작용이 있을 수 있어요. 위장에 부작용이 생길 수 있고 생선 기름에 포함된 지용성 비타민이 약간의 독성을 띨 우려가 있기 때문에 미국식품의약국 FDA에서는 생선에서 유래한 오메가3 지방산은 하루에 3그램 이상은 섭취하지 않도록 권고하고 있어요.

두 번째로 보관에 신경 써야 해요. 너무 장기간 보관하거나 불 근처에 방치할 경우 오메가3 지방산이 산패됐을 수 있어요. 산패라는 건 기름을 공기 중에 오래 방치해 두었을 때 산성이 되는 것을 의미해요. 산패된 식품은 맛을 잃거나, 영양소가 파괴되고 심할 때는 독성을 가질 수도 있으니, 꼭 보관 방법을 숙지하고 기한을 넘긴 오메가3 지방산은 먹지 말아야 해요.

세 번째로 섭취 비율을 신경 써야 해요. 필수 지방산에는 오메가3 외에도 오메가 6가 있어요. 오메가 6은 오메가3 못지않게 우리 몸에 좋은 불포화 지방산으로, 혈액순환 개선과 비만을 예방하는 데 도움이 돼요. 또한 두뇌 발달에 중요한 역할을 하고 피부를 건강하게 유지하는 데 기여해요. 하지만 우리가 오메가6를 너무 많이 섭취할 경우 염증을 유발하고 혈액을 응고시키기 때문에 오메가6는 적정량을 섭취하는 것이 중요해요. 따라서 오메가3와 오메가6의 비율을 적정하게 유지해야 하는데, 가장 추천하는 비율은 오메가3가 1일 때 오메가6가 4, 1:4 정도에요.

이렇게 우리가 지방섭취, 그중에서도 필수지방산을 섭취해야 하는 이유에 대해서 다뤄보았어요. 다이어트 중이라고 해서 '지방'을 아예 피하는 것이 아니라 포화지방과 트랜스지방 섭취는 줄이고 우리 몸에 꼭 필요한 필수지방산 섭취는 신경 써서 해 주서야 한다는 것 꼭 기억하셨으면 좋겠습니다.

09
직장인을 위한 퇴근 후 영양섭취법

직장인, 혹은 학교 마치고 저녁에 운동하는 분들은 운동시간과 식사 시간을 어떻게 조율해야 하는지 쉽게 감이 오지 않으실 거예요. 퇴근 후 식사를 마치고 운동하려고 하면 소화할 때까지 기다리자니 운동시간이 너무 늘어지고, 운동하고 밥을 먹으려고 하면 식사 시간이 늦어서 자기 전까지 소화가 안 될 것 같은 거죠. 그렇다고 운동 끝나고 안 먹자니 기운도 없고, 근손실이 일어날 것 같고 이러지도 저러지도 못하는 상황이 발생하게 됩니다.

많은 분들이 저녁에 운동하는 경우의 영양 섭취에 관해서 물어보셨어요. 그래서 저녁 운동 시 잘못된 영양 섭취 방법 Top 3 그리고 해결책까지 깔끔하게 정리해 드릴 테니 끝까지 집중해서 따라와 주세요.

잘못된 영양 섭취 Top3		
CASE 01	CASE 02	CASE 03
퇴근 후 밥먹고 바로 운동하는 경우	저녁 늦게 샐러드 먹는 경우	밥먹고 바로 잠드는 경우

퇴근 후 밥을 먹고 바로 운동 하는 경우

첫 번째 케이스는 퇴근 후 밥을 먹고 바로 운동하는 경우입니다. 예를 들어 6시에 퇴근한다고 가정 해 볼게요. 퇴근 후 식사하고 식사 마치고 7시 전후로 바로 운동하는 분들이 생각보다 많이 있어요. 하지만 식사하고 운동을 하는 것은 생리학적으로 효율적인 방법이 아닙니다. 우리가 식사를 하고 나면 인슐린 분비가 증가하는데요. 인슐린 분비가 증가하게 되면 우리 몸의 에너지를 분해하는 데 사용되는 글루카곤, 코르티솔, 카테콜아민과 같은 호르몬들이 작용하기가 어렵게 돼요. 쉽게 말하면 다이어트를 하는데 필요한 호르몬들이 원활하게 작용하기 어렵습니다.

| 인슐린 분비 증가 | 글루카곤, 코르티솔, 카테콜아민 작용 | 운동효율 감소 |

실제로도 공복 운동그룹과 탄수화물을 섭취하고 운동한 그룹을 비교한 연구 결과에 따르면 섭취 열량, 운동강도, 운동시간을 동일하게 한 결과 공복 상태에서 운동하는 것이 탄수화물을 섭취하고 운동하는 것에 비해 운동 후 지방의 사용을 증가시켰다고 해요. 같은 양의 음식을 먹고, 같은 강도의 운동을 하더라도 운동 전에 공복을 유지한다면 지방을 태우는 데 더 유리하다는 거예요.

따라서 저녁에 운동한다면 밥을 먹고 바로 운동하는 것이 아니라 공복 상태에서 운동해 주시는 것을 추천드릴게요. 그런데 이렇게 말씀드리면 너무 점심 이후에 운동 전까지 배가 고파서 기운이 나지 않는다고 말씀하시는 분들이 있습니다. 그런 분들은 오후 3~4시쯤에 간식을 드셔주시거나, 인슐린 분비에 큰 영향을 미치지 않는 BCAA같은 아미노산을 활용하시면 조금 더 힘을 내서 운동하실 수 있을 거예요.

저녁 늦게 샐러드를 먹는 경우

두 번째 케이스는 저녁 늦게 샐러드를 먹는 경우입니다. 샐러드를 먹는 것이 왜 잘못되었지? 라고 생각하실 수 있는데 포인트는 저녁 늦게에요. 보통 다이어트를 할 때 샐러드나 채소를 많이 먹어야 하는 이유는 식이섬유 섭취를 늘리기 위해서인데요. 식이섬유는 위에서 천천히 이동하기 때문에 포만감이 오래가고 배부름을 쉽게 느끼게 해요. 다이어트 식단을 할 때 배고픔과 항상 싸우고 있다면 식이섬유를 적절히 활용하여 포만감을 줄 수 있도록 식단을 구성하는 것이 좋아요.

하지만 바꿔 말하면 밤늦게 식이섬유가 풍부한 음식을 먹는다면 소화가 느리고 잘 안된다는 것을 의미합니다. 저녁 늦게 식이섬유를 과하게 섭취할 경우 소화기계에 불편함을 줄 수 있어요. 따라서 저녁에 샐러드를 먹는다면 적어도 수면 3시간 이전에는 식사를 마쳐 주시는 것을 추천드릴게요. 만약 시간적 여유가 충분하지 않다면, 식이섬유가 풍부한 음식은 아침과 점심에 풍부히 섭취해주시고 저녁에는 소화 흡수가 빠른 음식을 활용하시는 것을 추천드립니다. 소화 흡수가 빠른 음식들은 다음과 같은 조건을 고려하면 쉽게 찾으실 수 있습니다.

소화가 빠른 음식들

먼저 고체보다는 액상으로 나온 제품이 좋습니다. 딱딱한 음식들은 분해되는 데까지 시간이 더 오래 걸리기 때문이에요. 쌀밥보다는 쌀로 만든 죽이 조금 더 소화 흡수가 편하고 빠른 것을 생각해보시면 쉽게 이해가 될 거예요. 두 번째로, 지방과 식이섬유가 들어간 식품은 제한하는 것이 좋습니다. 밤늦게 견과류를 먹거나, 샐러드를 먹는 것은 최대한 피해주시는 것이 좋아요. 세 번째로 단백질은 카제인보다는 유청이나 대두 같은 액상 단백질을 활용해주시면 좋아요. 이외에도 닭가슴살이나 흰살생선, 계란흰자, 새우 같은 갑각류나 오징어 같은 연체동물처럼 포화지방 함량이 적은 단백질 군은 소화가 빨라요. 이와 같은 조건들을 고려한다면 쉽게 저녁에 먹을 수 있는 음식을 찾으실 수 있을 거예요. 대표적으로는 식빵, 계란흰자, 액상으로 된 프로틴 쉐이크 등을 들 수 있습니다.

단백질 섭취 Tip!	
카제인 흡수가 느린편	**아침, 점심** 섭취 추천!
WPI 흡수가 빠른편	**저녁, 늦은시간** 섭취 추천!

식사 후 바로 잠드는 경우

세 번째 케이스는 밥 먹고 바로 잠이 드는 경우에요. 식사하시고 바로 잠드는 것은 정말 좋지 않은 습관입니다. 위에 음식물이 있는 상태에서 잠이 들게 되면 위 건강에도, 수면의 질에도 좋지 않은 영향을 미쳐요. 따라서, 식사는 한 시간이라도 더 빠르게 해서 수면과 시간을 떨어뜨리는 게 좋습니다. 대략적인 시간으로 가이드를 드려볼게요.

정시퇴근을 한다는 가정하에 퇴근 후 헬스장으로 이동 해서 바로 운동을 합니다. 이 때 최대한 헬스장이 회사와 가까울수록 좋고, 이후 식사와 수면 사이의 간격을 떨어뜨리는데 도움이 될 거예요. 운동은 1시간에서 1시간 30분 이내로 근력운동과 유산소를 결합하여 수행해주세요. 근력운동 후에 30분정도 유산소를 추가해준다면 혈액에 있는 유리지방산을 사용하여 다이어트를 하는데 더 도움을 받을 수 있습니다. 운동 마친 후에는 최대한 빠르게 식사를 마쳐주세요. 집까지 가는데 오래 걸린다면, 간단한 액상 프로틴, 선식형태로 드시는 것도 좋은 방법입니다. 식사를 마친 후에 2시간~3시간 정도의 간격을 두고 수면을 취해주세요. 먹을 수 있는 메뉴는 앞에 내용을 참고하셔서 자신이 선호하는 음식종류로 선택해주시면 됩니다.

저녁에 섭취해도 괜찮은 음식

- 닭가슴살, 흰살생선, 계란 흰자, 새우같은 갑각류나
오징어같은 포화지방 함량이 적은 단백질군
- 식이섬유와 지방은 최대한 피하기
- 소화가 빠른 탄수화물 활용하기 (액상 탄수화물)

대부분 저녁 운동하는 분들이 많을 거예요. 정리해드리자면 12~1시에 점심을 먹었다면, 3~4시쯤 간단히 먹을 수 있는 간식을 먼저 드세요. 식빵에 땅콩잼을 발라 먹거나 단백질을 드셔도 좋습니다. 이후 6~7시에 헬스장에 가서 운동을 60~90분 내외로 운동을 하고 운동 후에 저녁 식사를 하시는 게 좋은데, 가장 좋은 방법은 흡수가 빠른 쌀밥이나 흰색 빵, 계란흰자, 닭가슴살, 액상 보충제를 단백질로 활용하신다면 여러분들이 회복하는 수면시간을 방해하지 않고 근성장이 가능할 거예요. 반대로 막약에 저녁 늦게 샐러드나 현미, 고구마, 채소 이런 것을 먹게 되면 소화가 느린식품으로 위에 음식물이 남아있는 채로 수면하게 되므로 자는 동안 오히려 장기는 쉬지 못해서 수면의 질이 낮아져 피로감만 더 쌓일 수 있으니 알려드린 방법을 적용해서 근성장을 이뤄보시길 바라겠습니다.

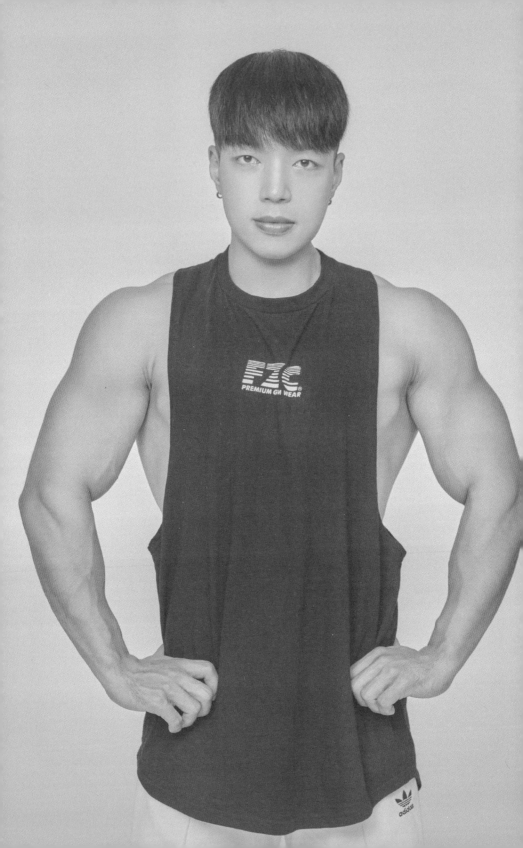

01

술 먹으면서
다이어트 하는 방법

다이어트 중인데 술을 먹고 싶지 않으신가요? 다이어트 중인데 술이 계속 드시고 싶으신 분, 어느 정도로 술을 먹으면 좋은지, 어떤 술을 먹으면 좋은지, 어떤 안주를 시켜야 하는지 궁금하신 분들에게 술과 다이어트의 상관관계에 대해서 영양학적으로 알려드릴게요.

과도한 음주와 다이어트

과도한 음주가 다이어트에 좋지 않다는 것은 많이 알고 계실 거예요. 그렇다면 왜 술이 안 좋을까요? 첫째, 알콜을 흡수하는 동안 남은 에너지원이 지방으로 전환되게 됩니다. 술은 다른 영양소와 다르게 분자량이 작아서 별도의 소화 작용을 거치지 않고 그대로 단순 확산에 의해 흡수되어요. 알콜은 위에서 20% 흡수하고 소장 상부에서 나머지 70~80% 흡수됩니다.

이렇게 빠르게 흡수되기 때문에 알콜이 들어오면 간은 알콜을 빨리 에너지로 쓰려고 해요. 알콜을 에너지로 쓰는 동안 탄수화물, 단백질, 지방은 소화 흡수가 늦어지게 되고 남은 에너지원들은 지방으로 저장이 되게 되는 거죠. 결국 알콜 섭취 시 함께 섭취된 열량은 에너지원으로 동원되기보다 알콜 뒤로 대사가 밀려 지방으로 저장될 가능성이 커요.

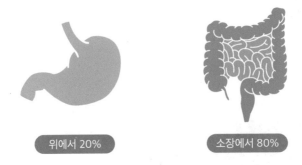

위에서 20%

소장에서 80%

이렇게 빠르게 흡수되기 때문에 알콜이 들어오면 간은 알콜을 빨리 에너지로 쓰려고 해요. 알콜을 에너지로 쓰는 동안 탄수화물, 단백질, 지방은 소화 흡수가 늦어지게 되고 남은 에너지원들은 지방으로 저장이 되게 되는 거죠. 결국 알콜 섭취시 함께 섭취된 열량은 에너지원으로 동원되기보다 알콜 뒤로 대사가 밀려 지방으로 저장될 가능성이 커요.

둘째, 알콜을 섭취하게 되면 지방의 분해가 억제되고 합성이 증가되어요. 과다한 알콜을 섭취하는 경우에 지방산 산화 감소로 인한 중성지방 합성 증가와 지단백질 지방분해효소 활성 감소로 인해 혈액 속 중성지방 수치가 증가하게 돼요.

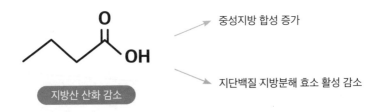

중성지방 합성 증가

지단백질 지방분해 효소 활성 감소

지방산 산화 감소

셋째, 근성장에 방해가 돼요. 우리 몸에 흡수된 알코올은 간으로 운반되어 대부분이 간에서 대사되게 됩니다. 술을 먹게 되면 간은 알콜을 독이라고 판단하기 때문에 알콜부터 분해하기 바빠져요. 그렇게 될 경우, 간에서 단백질 합성을 통한 근성장을 하는 데 방해가 될 수 있어요. 열심히 웨이트를 해서 근육에 손상을 주더라도, 에너지 대사를 통해 근육의 손상을 회복하는데 간이 쓰일 여유가 없다는 거예요.

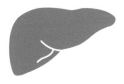

알코올 분해 > 단백질 합성=근성장 방해!

많은 분들이 궁금해하시는 게 술은 0kcal 인지 궁금해하시는데 사람의 몸이 시스템상 알콜에서 얻은 칼로리를 지방으로 만들어 쌓을 수 없기에 '술은 살이 안 찐다'고 오해하시는 분들이 많아요. 결론적으로 말하면 술을 0kcal 라고 이야기하는 이유는 칼로리만 내고 영양소는 없는 물질이기 때문이에요. 알콜은 1g당 무려 7kcal에요. 탄수화물과 단백질이 1g에 4칼로리 정도인 것을 감안하면 놀라운 수치라고 할 수 있어요.

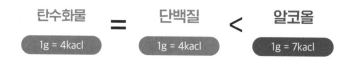

Q, 안주를 안 먹는다면?

그렇다면 많은 분이 술 마실 때 안주를 안 먹으면 되는 거 아니냐고 많이들 물어보시는데요. 술을 마시면 안주가 맛있고 배부를 때가 지났는데도 음식이 계속 들어가지 않나요? 이건 바로 '호르몬'의 문제에요! 술을 마시면 포도당을 만드는 효소는 알코올을 분해하는 데 사용돼요. 그렇게 되면 몸은 저혈당 상태에 빠지고, 몸은 계속 뭔가 먹어야 한다는 신호를 보내고, 그럴 때 식욕 촉진 호르몬인 그렐린이 자극되며 렙틴 수치는 더 많이 떨어져 더 많이 먹게 되는 거예요.

여기에 더해 알콜 대사 과정에서 생성된 아세트알데하이드가 지방 분해를 방해하기 때문에 먹은 안주가 그대로 찔 수밖에 없는 상황이 되는 거죠. 그럼 안주를 안 먹으면 어떨까요? 빈속에 술을 마시는 행위는 위와 간에 매우 좋지 않아요. 따라서 가장 좋은 음주 방법은 식후 적당한 포만감이 있는 상태에서 최대한 안주를 조절해가며 술을 먹는 것이라고 할 수 있어요.

만약에 꼭 어쩔 수 없이 먹어야 한다면 남성은 하루에 두 잔에서 세 잔정도, 여성은 한두 잔 정도가 적당한 음주량이라고 생각하시면 되고 영양학적인 관점에 근거하여 본인한테 상황에 맞는 안주와 술을 선택하시는 게 가장 좋은 방법입니다. 만약에 음주량이 많다면 단백질과 식이섬유 위주의 안주를 추천해 드릴게요. 예를 들면 생선회, 문어숙회, 두부김치, 버섯구이, 샐러드 등의 메뉴를 선택하신다면 다이어트 중 음주를 현명하게 하실 수 있어요.

Q. 어떤 종류의 술?

다이어트할 때 마시면 어떤 종류의 술은 마시는 게 좋을까요? 술은 크게 발효주와 증류주로 나눌 수가 있어요. 발효주에는 보통 많은 양의 당질이 함께 포함된 경우가 많고, 혈당을 빠르게 올릴 수 있기 때문에 다이어트 중일 때는 추천드리지 않아요. 그래도 술 중에 그나마 괜찮은 거는 증류주를 추천해 드릴게요 예를 들어 고량주, 위스키, 브랜디, 진, 럼 같은 증류주는 알콜 도수가 높고 당질이 거의 없어요. 쓰고 독한 술이 그나마 먹을 수 있는 술이라고 보시면 돼요. 만약 증류주에 대체로 도수가 높아서 드시기 힘들다면, 레드와인을 드시는 것을 추천해요. 적정량의 와인은 체중 감량에 도움이 된다는 연구 결과도 있습니다.

영국 킹스칼리지 런던 연구팀은 916쌍의 여자 쌍둥이들을 대상으로 맥주, 사과주, 위스키, 레드와인, 화이트와인이장 내 미생물군에 미치는 효과를 분석했는데 연구 결과, 레드와인만이 건강에 좋은 미생물군을 다양하게 증가시켜, 나쁜 콜레스테롤을 줄이고, 적정 체중을 유지하는 데 도움이 되는 것으로 나타났다고 해요. 발효 과정에서는 알코올 외 각종 부산물이 발생하는데 와인이 발효되는 과정에서 항산화 물질 '레스베라트롤'이 지방 연소 효과를 이끌어낸다는 거죠. 따라서, 증류주가 부담스러우신 분들은 레드와인을 한 번 드셔보시는 걸 추천해 드릴게요.

02

식사속도와 체중의 관계

어렸을 때 꼭꼭 씹어서 천천히 먹으라는 말, 밥을 빨리 먹으면 살이 찌기 쉽다는 이야기를 우리 모두 한 번쯤 들어본 적이 있을 텐 데요. 그 말이 단순한 잔소리가 아니었어요. 실제로 밥을 빨리 먹으면 살이 찌는지 제대로 설명을 들어본 적은 없을 거예요. 그래서 오늘은 식사속도와 체중 증가 사이의 관계에 대해 설명해 드리도록 할게요.

포만감을 느끼게 되는 과정

먼저 밥 먹는 속도에 대해 이야기하기 전에 우리가 밥을 먹고 나서 포만감을 느끼게 되는 과정에 대한 이해가 필요한데요. 보통 배가 부르다는 신호를 느끼고 음식 섭취를 중단하게 되기까지 여러 가지 요인이 필요해요. 우리 뇌에서 배가 부르다는 신호를 내보내게 하는 포만감 호르몬인 렙틴이 작용해야 하고, 실제로 음식물이 위에 들어가기 때문에 위장이 늘어나는 변화를 통해 배가 부르다는 느낌이 들어야 하고, 마지막으로 음식을 섭취함으로써 느끼는 개인적인 충족감과 만족감이 들어야 해요.

실제로 식사 속도가 너무 빠르면 천천히 먹었을 때 보다 더 많은 음식을 섭취하게 되는데, 이런 사실과는 대조적으로 오히려 식사 이후에 느끼는 포만감과 식사에 대한 만족도는 떨어진다고 해요. 빨리 먹기 때문에 더 많은

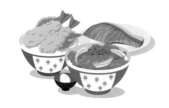 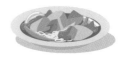

식사속도가 너무 빠르면?
더 많은 음식 섭취, 식사 후 포만감, 만족도 감소

천천히 먹었을 때

음식을 먹을 수 있고 그래서 음식으로 섭취하는 칼로리가 높은데도 식후에 느끼는 포만감과 식사에 대한 만족감은 감소한다는 것이에요. 우리가 배부름을 느끼고 음식 섭취로 인한 만족감이 들 때까지 이렇게 여러 가지 작용이 함께 일어나게 됩니다. 따라서 다이어트나 체중 감량을 극단적인 식이 조절로 하는 분들의 경우, 섭취하는 음식량 자체를 과하게 줄이거나 한 가지 영양소에만 치우친 식사를 할 경우에 자주 입이 터지고 폭식하거나 음식 앞에서 자제력을 잃게 되는 이유가 앞에서 설명한 요인들이 서로 부족하게 작용하면서 음식 섭취를 통한 포만감을 느끼지 못했기 때문이에요.

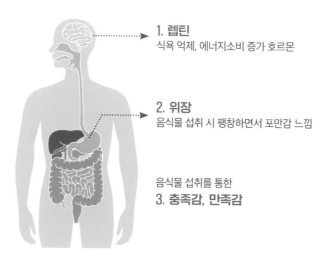

1. 렙틴
식욕 억제, 에너지소비 증가 호르몬

2. 위장
음식물 섭취 시 팽창하면서 포만감 느낌

음식물 섭취를 통한
3. 충족감, 만족감

<음식 섭취 중단의 과정>

인슐린과 렙틴

보통 회사에 다니는 대부분의 직장인 분들은 점심시간이 평균 1시간 정도인데 점심시간이 길다면 크게 상관이 없지만 밥만 먹는 시간으로 소중한 점심시간을 보내기가 아쉬워 최대한 빨리 밥을 먹고 남는 시간을 개인 자유 시간이나 휴식 시간으로 보내고 싶어 하는 분들이 많아요. 이런 이유가 아니더라도 평소 밥을 빨리 먹는 습관이 몸에 배어 있는 분들은 식사 시간이 10분도 채 안 걸리는 경우가 있어요. 하지만 이렇게 밥을 빨리 먹는 습관은 체중 증가뿐만 아니라 혈액에 흐르는 포도당을 세포 안으로 저장하고 혈당을 조절하는 호르몬인 인슐린의 작용에도 부정적인 영향을 쳐요.

포만감 호르몬인 렙틴의 작용이 굉장히 중요해요. 렙틴은 혈액에 흐르는 포도당을 세포 안으로 전달하는 호르몬인 인슐린과 서로 상호작용을 해요. 즉, 우리가 탄수화물을 적절히 섭취해 혈액에 포도당이 흐르게 되면 그 포도당을 세포나 근육 또는 간으로 저장하기 위해 췌장에서 인슐린이 분비되는데, 이 과정에서 렙틴 호르몬이 뇌의 시상하부에 작용해 음식을 충분히 섭취했으니 이제 음식 섭취를 중단하라는 신호를 보내게 돼요. 쉽게 설명하면, 우리가 탄수화물을 적당량 섭취했을 때 포만감을 느끼기 쉽다는 뜻이에요. 다이어트를 한다고 탄수화물을 완전히 제한하는 식단으로는 음식 섭취를 통한 만족감을 느끼기 어렵고 식사를 마치고 나서 얼마 지나지 않아 곧 배고픔과 허기를 느끼거나 입이 심심하다는 생각이 들어 군것질을 하게 될 가능성이 높아져요.

이런 호르몬의 작용과 밥을 빨리 먹는 습관에 대해 살펴보면 예를 들어, 식사를 5분에서 10분 안으로 마친다고 했을 때, 앞에서 설명한 호르몬들이 우리 몸에 온전히 작용하기 전에 식사가 끝나게 되고, 그러면 충분한 포만감을 이끌어 내기가 어려워져요.

보통 뇌에서 보내는 신호는 몇 초 이내로 빠르게 우리 몸에 작용하지만, 혈액을 통해 전달되는 호르몬의 경우 신호가 전달되고 반응이 나타나기까지 시간이 걸리기 때문에 우리가 밥을 천천히 꼭꼭 씹어서 15분에서 20분 정도의 식사 시간을 가질 때, 인슐린과 렙틴의 작용이 제대로 일어날 수 있어요.

Q. 식사 시간을 1시간 정도로 길게 한다면?

그럼 식사 시간을 1시간 정도로 길게 가져가는 건 괜찮은 건지 궁금증이 생길 수 있어요. 같은 양의 음식을 너무 장시간 동안 먹으면 오히려 식사에 대한 만족감이 떨어질 수 있어서 포만감과 만족감이 느껴질 수 있도록 20분 내외 정도로 식사하는 게 좋아요. 그동안 음식 섭취와 체중 증가 사이의 관계에 대해서 고려할 때는 얼마나 자주 음식을 먹는지, 한 번에 많이 먹는지, 혹은 조금씩 나눠 먹는지에 집중해 왔는데, 식사 속도 또한 에너지 섭취량과 개인의 체질량지수(BMI)와 상관관계가 있는 것으로 나타났어요.

같은 양의 에너지 즉, 같은 양의 음식을 먹는다고 했을 때, 빨리 먹는 사람들이 천천히 먹는 사람들보다 체중이 증가하는 경향이 나타났고 밥을 빨리 먹는 습관은 혈당 조절과 인슐린 분비에 영향을 미쳐 우리 몸이 인슐린 분비에 제대로 반응하지 못하게 되는 인슐린 저항성 상태가 나타날 수 있어요.

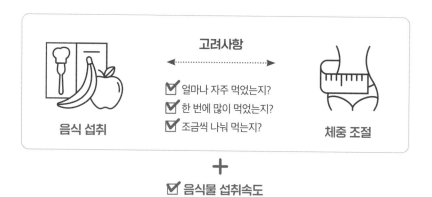

음식 섭취

고려사항

☑ 얼마나 자주 먹었는지?
☑ 한 번에 많이 먹었는지?
☑ 조금씩 나눠 먹는지?

체중 조절

+
☑ 음식물 섭취속도

천천히 먹는 습관과 과식 예방

천천히 식사하는 것만으로도 과식을 예방할 수 있는데요. 이건 단순히 조금씩 천천히 먹어서 최대한 소식을 하라는 뜻이 아니에요. 음식을 입에 넣자마자 몇 번 씹지 않고 삼켜버리는 대신 한 입을 크게 먹더라도 음식 맛을 온전히 느끼고 최대한 여러 번 씹어 먹고, 음식을 삼키는 사이사이에 잠깐의 텀을 두는 방식으로 식사 습관을 들이면 음식 섭취로 인한 포만감과 만족감은 충분히 느끼면서 섭취량은 줄일 수 있어요. 또한, 잘 씹어 삼키는 습관은 위장의 소화 부담을 덜어줄 수 있어 위장 건강에도 도움이 돼요.

천천히 꼭꼭 씹어 먹는 습관은 혈당과 체내 인슐린 조절에 도움이 될 뿐만 아니라 음식 섭취 후에 포만감을 충분히 느낄 수 있게 되어 다이어트나 체중 감량 시 상대적으로 적은 열량 섭취가 가능하다는 장점이 있어요. 특히 다이어트를 할 때 탄수화물 섭취를 아예 제한하는 것보다 적당량의 탄수화물 섭취를 통해 충분한 인슐린과 포만감 호르몬인 렙틴이 작용할 수 있도록 해 군것질을 통한 불필요한 추가 열량 섭취를 방지할 수 있도록 작은 습관부터 바꿔 나가는 것을 추천해요.

또한, 식이섬유가 풍부한 채소, 과일, 통곡물에는 섭취 후 위장에서 충분한 포만감을 이끌어 낼 수 있고 항산화 작용과 피부 건강을 유지하는 데 도움을 주는 비타민 C와 베타카로틴 같은 영양소도 풍부하기 때문에 다이어트를 할 때 부족해질 수 있는 영양소까지 챙기면서 건강하게 체중 감량을 할 수 있어요. 밥을 빨리 먹는 습관을 조금씩 바꿔 나가려고 노력하다 보면 어느새 먹는 양도 많이 줄고 음식 본연의 맛도 충분히 즐길 수 있을 거예요.

03

내 몸속에 비만세포?

이번엔 많은 질문을 주셨던 '비만세포'라는 게 실제로 인체에 존재하는지, 비만세포 때문에 살이 찌는지 등 비만세포에 대해 그리고 살이 찌는 과정에 대해 다뤄보도록 하겠습니다. 결론부터 말씀드리면 비만세포는 실제로 우리 몸에 존재합니다.

인체를 구성하는 결합조직은 크게 지지결합조직과 액체결합조직 그리고 고유결합조직으로 나뉩니다. 쉽게 설명하자면 지지결합조직은 뼈와 연골, 그리고 힘줄처럼 치밀한 조직들을 말하고 액체결합조직은 혈액과 림프처럼 혈관과 심장 안에 액체 형태로 있는 조직들이에요. 그중 지방세포와 비만세포(mast cell)가 들어가 있는 고유결합조직은 겔 상태의 무형질에 다양한 종류의 세포와 섬유들이 묻혀 있는 곳입니다.

지지결합조직	액체결합조직	고유결합조직
뼈, 연골, 힘줄 등	혈액, 림프 등	지방세포, 비만세포 등

지방세포의 크기

여러분이 뚱뚱해 보이는 이유는 바로 겔 상태의 무형질 속 지방세포의 부피가 커지면서 나타나는 현상이에요. 이 지방세포(Fat cell)는 우리가 소비하는 칼로리보다 섭취하는 칼로리가 많을 때 지방세포에 차곡차곡 칼로리를 저장하여 부피가 커지게 만듭니다. 이때 너무 많은 양의 잉여칼로리가 생기게 될 경우 지방세포 부피가 최대치를 넘어가며 지방세포 수가 늘어나는 경우가 종종 생기기도 합니다. 여러 연구 논문들에 따르면 살이 찌는 원인은 지방세포 수의 증가보다는 지방세포 크기의 증가로 인한 경우가 더 많다고 합니다.

조금 더 쉽게 설명하면 움직이는 양보다 먹는 양이 많으면 남은 칼로리가 지방에 축적되면서 지방 부피가 커지는데 폭식같이 엄청난 양의 칼로리를 섭취하면 지방세포 부피가 커지는 걸 넘어서 지방세포 수가 늘어나기도 합니다.

지방세포 수는 청소년기까지 늘어나다가 성인이 되면서 숫자는 더 이상 늘지 않고 살이 찔 경우 지방 세포의 크기가 커지면서 세포 안에서 각종 염증 반응을 일으킨다고 알려져 있어요. 한번 늘어난 지방세포 수는 사실상 줄이기 굉장히 힘들기 때문에 소아비만이었던 적이 있거나 고도비만인 적이 있었던 사람이라면 다이어트가 더 힘든 원인이 되기도 합니다.

성인이 된 이후 살이 찌게 되면 지방세포 크기 증가로 인한 각종 염증 반응 및 세포 섬유화(세포가 딱딱해지는 현상)가 문제가 되는데요. 본래 지방세포는 어느 정도까지는 알아서 염증과 항염증 반응의 균형을 맞추는데, 섬유화가 시작되면 세포가 제 기능을 못 하게 되는 문제가 발생해요. 물론 섬유화가 시작된 지방세포도 건강한 식습관과 운동을 지속한다면 지방세포의 기능 또한 다시 제자리로 돌아온다고 합니다.

지방 분포도

재밌는 건 유전적으로 지방분포도가 차이가 난다는 점인데 누구는 엉덩이와 가슴에 분포하거나 누군가는 허벅지와 팔뚝에 지방분포도가 몰리는 등 유전적인 요인이 크게 작용합니다. 하지만 공통으로 지방분포도가 몰리는 곳이 있는데 바로 뱃살입니다. 복부지방은 남성과 여성 모두 체내 장기보호를 위해 많은 지방세포가 위치하게 되고, 특히 여성의 경우 자궁보호를 위해 아랫배에 지방세포를 더 많이 분포하게 됩니다. 지방이 무조건 적으로 나쁜 게 아니라 지방조직은 피부와 근육 사이의 층을 형성하여 충격을 흡수할 수 있게 만들어 주요 장기들을 보호하는 역할을 합니다.

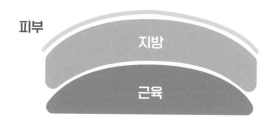

그뿐만 아니라 열 손실을 막고 에너지를 저장하는 기능을 합니다. 물론, 이건 적당한 지방 분포의 경우를 말하는 경우이며 과도한 지방은 체내 염증을 유발하고 우울증과 각종 성인병의 원인이 되기도 합니다.

이렇게 살이 찌는 이유는 비만세포에 의해서라기보다는 지방세포의 부피 변화에 따른 변화이지만 간혹 비만세포의 이름 때문에 비만세포를 살찌는 원인으로 보거나 심지어는 지방세포를 없애는 보조제를 먹는 분도 있어요. 사실 비만세포는 인체에 있어 꼭 있어야 할 도움을 주는 세포입니다. 비만세포는 염증반응에서 중요한 역할을 담당하는 백혈구의 일종으로 주로 결막, 구강, 코, 피부, 폐점막 등 여러 곳에 분포되어 있고 특히 외부와의 경계면 주변에 존재하며 외부에서 유입되는 세균들로 인체를 보호하는 역할을 해요. 물론 비만세포가 과도한 면역 반응을 보이게 되는 경우가 있는데 꽃가루 같은 외부 반응에 과도하게 반응하는 알레르기 반응을 일으키기도 하고 천식, 아토피 피부염, 음식 알레르기 등 같은 부작용도 일으키게 됩니다. 이런 부작용이 있는 경우 지방세포 활성을 억제하는 보조제나 약물을 사용하기도 합니다.

　이렇게 궁금해하셨던 비만세포에 대해 다뤄봤는데 정리하자면 비만세포는 살을 직접적으로 찌게 하는 세포라기보다는 면역체계를 담당하는 백혈구의 일종이다. 살이 찌는 이유는 비만세포의 직접적인 영향 보다는 지방세포의 부피 증가 혹은 지방세포 수 증가에 따른 결과다. 지방세포의 부피와 수가 증가하는 이유는 움직여서 소비하는 것보다 먹어서 축적하는 양이 많기 때문이다. 지방이 많으면 겨울을 따뜻하게 보낼 수 있다. 이 정도만 기억해 주시면 좋을 것 같습니다.

04

인슐린 저항성,
다이어트가 힘든 이유

이미 살이 쪘고, 다이어트를 위해 운동도 하고 식단도 하는데 살이 잘 안빠진다 싶은 분들을 위해 준비한 내용이에요. 이와 같은 분들은 인슐린 저항성 때문일 확률이 매우 높습니다.

생각보다 많은 분이 인슐린 저항성이라는 말을 들어보셨을 텐데 그만큼 비만의 큰 부작용 중 하나입니다. 이러한 부작용은 우리 몸에 흐르는 혈액 속 당을 낮추는 역할을 하는 호르몬인 인슐린이 올바르게 기능하지 못해서 발생하는 상태로, 실제로 인슐린에 저항성이 커진 분들은 살을 빼기가 쉽지 않아요. 결론부터 말씀드리면 인슐린에 대한 우리 몸의 저항성을 먼저 개선하고 그다음 살을 빼는 게 효율적입니다.

많은 분이 무조건 덜 먹고 많이 움직이면 자연스럽게 살이 빠진다고 생각하지만, 호르몬과 대사 작용에 대해 고려하지 않고 극단적으로 다이어트를 하는 것은 굉장히 비효율적인 방법이에요. 오늘은 인슐린 저항성이 정확히 무엇인지, 췌장 호르몬에 문제가 생기면 왜 살을 빼기가 어려운지 설명해 드리고 인슐린 저항성을 개선하기 위한 방법까지 알려드리도록 할게요.

췌장의 기능

앞에서 인슐린을 췌장 호르몬이라고 했는데, 췌장이 하는 일이 무엇인지 먼저 알아볼게요. 췌장은 우리 몸의 대사 기능에 아주 중요한 기관이에요. 여기서 대사란 우리가 음식으로 섭취한 영양분을 소화 시키고 소화 시킨 에너지원이 혈액으로 흘러 들어가서 당, 즉 혈당을 올리고 그 당을 몸속 여러 다른 조직에서 흡수해 에너지로 사용하는 이 전체적인 과정을 대사 과정이라고 해요.

췌장은 뇌하수체 호르몬의 영향을 직접적으로 받지 않는다는 점에서 일반적으로 호르몬을 분비하는 다른 내 분비 기관들과 차이가 있어요. 췌장에 영향을 주는 것은 바로 우리가 먹은 음식인데요. 다시 말해서 음식을 먹어야 췌장이 일하고, 반대로 음식을 먹지 않으면 췌장은 일하지 않게 돼요. 그만큼 췌장은 인체의 소화 기능에 굉장히 중요한 기관이에요. 췌장에서 분비되는 호르몬의 종류에는 크게 세 가지가 있어요. 혈당을 올리는 글루카곤, 혈당을 내리는 인슐린, 그리고 글루카곤과 인슐린을 모두 내리는 소마토스타틴이 있습니다.

인슐린의 기능

이 중에서 오늘은 인슐린에 관해서 설명해 드릴 게요. 인슐린은 우리가 먹은 음식이 잘게 부서져 혈액으로 흘러 들어간 후에 핏속에 돌아다니는 영양분을 각각의 세포로 전달해주는 역할을 해요. 인슐린은 부교감 신경계에 의해 조절이 되기 때문에 마음이 편하고 몸이 편할 때, 즉 밥을 든든하게 먹고 소파에 앉아서 TV를 볼 때, 분비되어 우리 몸의 세포 하나하나로 당을 이동시켜요. 당을 세포로 이동시키는 이유는 우리가 운동이나 일상생활같이 몸을 움직일 때마다 저장되어 있던 당을 적절히 꺼내서 에너지로 쓰도록 하기 위해서에요.

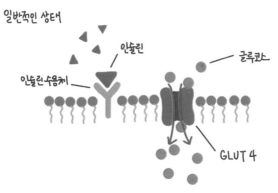

일반적인 상태

인슐린

글루코스

인슐린수용체

GLUT 4

하지만 문제는 저장되는 지방이 점점 많아져 우리 몸이 더 이상 영양분을 흡수하고 저장하고 처리하려고 하지 않으면서 발생해요. 이미 몸에 충분한 에너지원이 있다고 판단되어 인슐린이 혈액에서 당을 세포 내부로 이동시키는 능력을 감소시키기 때문이에요. 그럼 우리가 먹은 음식이 분해되어 혈액에 당으로 흐르게 되는데 그 당이 조직으로 이동해 사용되지 못하고 계속 핏속에 머물게 돼요.

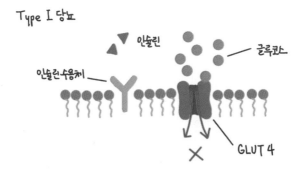

Type I 당뇨

인슐린

글루코스

인슐린수용체

GLUT 4

몸속에 지방 세포가 많아지게 되면 지방 세포에서 염증 반응을 일으키게 되는데 이 염증 반응은 인슐린의 기능을 떨어뜨리게 되고 이 상태가 오래 지속되면 조직이 제대로 에너지원을 받지 못하는 상태가 됩니다. 바로 이런 상태를 인슐린 저항이라고 해요.

인슐린 저항성 증후군

인슐린 저항성 증후군이란 인슐린 저항으로 인해 여러 가지 증상이 나타나는 것을 의미해요. 인슐린 저항성이 생기면 섭취한 탄수화물과 지방이 제대로 사용이 안 되면서 결국 지방으로 계속 축적되고 혈관에 당과 지방이 너무 많이 포함된 고혈당, 고지혈증 등과 같은 증상이 나타나기 시작하는 것을 인슐린 저항성 증후군이라고 해요. 혈액에 당이 높은 상태가 지속되면 당뇨가 생길 수 있고 지방 세포가 많아지면서 비만이 될 확률도 증가하게 돼요.

즉, 췌장이 분비하는 인슐린 호르몬에 우리 몸이 무뎌진 상태라고 생각하면 되는데 호르몬 신호에 이렇게 둔해진 상태는 갑자기 발생하는 것이 아니라 그동안의 일정하지 않은 식습관과 생활 패턴의 영향으로 나타나요. 앞에서도 이야기했듯이 췌장은 우리가 먹은 음식에 반응하기 때문에 살을 뺀다고 음식 섭취량을 한 번에 줄였다가 갑자기 폭식하거나, 터지는 식욕을 참지 못하고 자극적이고 기름진 음식을 갑자기 많이 먹게 되면 췌장이 그만큼 혼란스러워지고 피곤함을 느끼게 되는 거예요. 이런 상태가 반복되면 췌장의 기능이 떨어지게 되고 혈액에 영양분이 과하게 흐르게 되지만 영양분이 있어야 하는 조직으로는 이동하지 못하고 지방으로 저장돼요. 과도한 지방 축적으로 췌장의 기능은 더 감소하게 되는 악순환이 반복되게 돼요.

인슐린 저항성 개선 방법

앞에서 설명한 것처럼, 인슐린 저항성 개선을 위해서는 췌장의 기능을 되돌리고 인슐린에 대한 우리 몸의 반응을 다시 민감하게 만드는 것이 중요한데요. 그러기 위해서는 먼저 식사 시간을 일정하게 유지하고 한 번에 많은 양의 식사를 하지 않는 것을 추천해 드려요. 또, 식사할 때는 음식을 바로바로 삼켜 췌장이 음식물을 소화 시키는데 너무 많은 일을 하지 않도록 꼭꼭 씹어 천천히 먹는 습관을 들이는 것이 좋아요.

두 번째는 적당한 신체 활동으로 섭취한 영양분이 과하게 체내에 쌓이지 않도록 해야 해요. 전 세계 공중 보건 관련 기구와 단체는 20대 이상 성인의 건강을 위해 일주일에 150분 정도의 중강도, 또는 일주일에 75분 정도의 고강도 신체 활동을 권장하고 있어요. 운동으로 근육을 충분히 활성화하면 마이오카인이라고 부르는 신호 전달 물질이 근육에서 방출되는데 이 마이오카인은 지방세포가 일으키는 염증 반응을 억제하는 항염증 작용을 담당해요. 따라서 운동을 통해 근육에서 마이오카인이 분비되면 지방 세포로 인해 높아진 체내 염증 수준을 낮출 수 있는 거예요. 가벼운 운동보다는 근력 운동처럼 근육을 최대한 사용할 수 있는 운동을 해주는 것이 효과적이고 혈관 건강을 위해서 유산소 운동도 함께 해준다면 대사 기능뿐만 아니라 다이어트와 근 성장도 함께 이룰 수 있어요.

효과적인 체중 감량은 적당한 운동과 건강한 식습관 조절을 통해 체내 대사 기능을 정상 수준으로 되돌리고 그 후 체지방을 조금씩 천천히 감량하면서 눈으로 보이는 부분뿐만 아니라 건강까지 증진하는 과정이에요. 그러기 위해서는 본인에게 맞는 운동 루틴과 식사 시간, 식사량, 수면량 등을 찾아 기록하고 장기적으로 실행할 수 있는 프로그램을 만드는 게 중요해요.

이렇게 체내에서 중요한 역할을 하는 호르몬은 잘못된 식습관이나 운동 방법, 수면 습관 등 여러 가지 요인에 의해 균형이 무너지게 되는데요. 항상 일정한 농도의 호르몬이 필요에 따라 분비되고 또 억제되는 항상성이 깨지게 되면 이는 결국 체중 증가와 건강 이상을 불러오기도 해요. 근육을 만들고 다이어트를 하기 위해 극단적으로 식단을 조절하거나 회복을 위한 휴식 없이 운동을 너무 과하게 하게 되면 호르몬 불균형을 초래할 수도 있어요.

늘 강조하듯 외부에 나타나는 현상만 중요한 게 아니라 실제로 운동할 때 내부에서 나타나는 내분비계를 이해하고 운동과 식단을 해야 해요. 호르몬이 인체에서 어떤 역할을 하고 어떻게 작용하는지, 그래서 언제 운동해야 하는지, 언제 쉬고 또 언제 먹어야 하는지 등 약간의 공부를 통해 본인의 지식으로 만드는 걸 추천해 드려요.

05

비타민과 다이어트

다이어트 중 비타민이 부족하면 살이 빠지지 않는 이유를 설명해 드릴게요. 여러분의 다이어트 정체기가, 사실은 필수 영양소인 비타민의 결핍으로 인한 것일 수 있어요. 우리가 비타민C를 챙겨서 먹는 것만으로 체지방 산화율이 높아지고 노화 방지에 도움이 되는데 이번 시간에는 비타민C가 다이어트에 효능이 있는 이유에 대해서 영양학적으로 알려드릴게요.

비타민?

비타민은 많이 들어보셨고 익숙하실 거예요. 비타민이라는 단어는 이름의 유래에서부터 '활기 있는 건강한 삶'을 떠올리게 해요. 비타민은 Vita(생명) 와 Amine(암모니아의 수소 원자를 탄화수소기로 치환한 형태의 질소를 함유하는 유기물질)의 합성어로 생명 유지에 필수적인 물질이라는 뜻이에요. 우리 몸이 정상적인 기능을 하기 위해서는 13종의 비타민이 필요해요. 모든 비타민은 우리 몸에서 중요한 역할을 하지만 이 중에서도 비타민 C에 대하여 집중적으로 다뤄보고자 해요.

비타민 C라고 하면 신맛부터 떠오르죠. 비타민C는 레몬에서 발견된 비타민으로 다양한 과일과 채소에 함유된 영양소예요. 귤, 오렌지, 레몬, 자몽 등의 감귤류, 키위, 딸기 등의 과일과 풋고추, 브로콜리, 케일 양배추, 피망 등의 과일과 채소를 먹게 되면 자연스럽게 비타민 C를 섭취할 수 있어요. 이렇게 비타민C는 주변에서 손쉽게 찾아볼 수 있는 과일과 채소에 함유된 영양소이지만 국민건강통계에 따르면 우리나라 국민의 비타민C 섭취량은 하루 권장량 100mg의 60%에도 미치지 못한다고 해요. 비타민C는 꼭 섭취해주어야 할 영양소에요.

Ⅰ. 활성산소의 감소

비타민C는 활성산소를 줄이는데 꼭 필요해요. 우리 몸을 유지하는 데 꼭 필요한 것 중 하나는 산소에요. 사람은 살아가면서 매 순간 숨을 쉬는데, 시간당 약 20L의 산소를 마셔요. 생물이 호흡하여 몸에 들어온 산소의 90-95%는 포도당과 결합하여 물과 이산화탄소와 에너지를 생성하는 과정에 쓰이고 1~2%의 활성산소가 만들어지게 돼요. 원래 공기중의 산소는 O2로 전자를 2개 가진 안정한 상태인데 불안정한 활성산소로 변형되면 다른 분자들로부터 전자를 빼앗아 오려는 성질을 가지게 돼요. 실제로 미국 존스홉킨스 의과대학 연구팀은 지구상의 인류가 앓는 모든 질환의 90% 이상은 유해산소, 즉 '활성 산소'로 인해 생긴다고 밝혔어요.

활성산소는 불안정한 상태이기 때문에 반응성이 높아 세포 속 다른 분자와 쉽게 산화반응을 일으키려고 하게 돼요. 산화는 한마디로 '몸이 녹는 상태'라고 할 수 있는데 가장 대표적인 예가 사과의 갈변이에요. 사과는 껍질을 벗겨 공기 중에 두면 갈색으로 변하는 갈변이 일어나는데 이것은 산소와 닿아서 나타나는 대표적인 산화 증상이에요. 마찬가지로 산소가 우리 몸에 들어오면 우리 몸에서도 비슷한 일이 일어나요.

활성산소는 신체의 다른 분자와 반응을 일으켜 세포나 조직, DNA 손상을 일으키거나 염증을 생성하거나 단백질을 변형하여 축적하는 등 신체에 유해한 영향을 미치게 돼요. 따라서 우리는 항산화 작용을 하는 영양소를 취해

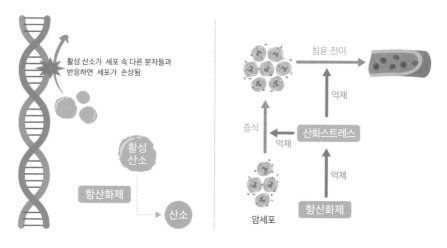

<항산화물질의 작용>

줘야 해요. 항산화 물질은 세포 대신 활성 산소와 반응하여 세포의 손상을 막아주기 때문이에요. 대표적인 항산화 물질로는 키위, 양배추 등에 들어있는 비타민C, 아몬드, 해바라기 씨 등에 들어있는 비타민 E 당근이나 토마토에 들어있는 베타카로틴 각종 해산물에 들어있는 셀레늄이 있어요. 따라서 비타민 C를 섭취하게 되면 활성 산소를 줄여주는 항산화 작용에 큰 도움을 받을 수 있어요.

II. 체지방의 산화

두 번째로 비타민 C는 체지방의 산화를 도와요. 실제로 비타민이 부족하면 체지방 감소가 제대로 이루어지지 않는다고 하는데 비타민C가 부족한 사람들은 걷는 동안 체지방 산화 작용이 30%가 감소한다는 연구 결과가 있어요. (Johnston, 2005) 실제로, 비타민C가 체지방 산화에 미치는 영향을 확인하기 위해 비만인 사람들에게 6주간 비타민C 3g을 섭취하게 했더니 체중이 2.5kg 감량되었다고 해요. 또, 최근의 한 국내 연구에 따르면 고용량 비타민

C를 섭취하면 체중을 감량하는 효과가 있으며, 식이섬유와 함께 섭취하면 효과가 더 크게 나타났다고 해요.

비타민이 다이어트에 효과가 있는 이유는 비타민C가 지방 산화에 필수적인 카르니틴 형성을 원활하게 하기 때문이에요. 카르니틴이란 지방산을 미토콘드리아로 옮기는 데 필요한 역할을 하는 효소로서 카르니틴이 지방산의 산화에 직접적으로 필요한 것은 아니지만, 카르니틴이 결핍되거나 농도가 낮을 경우에는 지방산이 완전히 대사되지 못해 지방의 이용에 장애가 일어날 수 있어요. 카르니틴은 간과 신장에서 두 가지 아미노산(리신, 메티오닌)과 세 가지 비타민(니아신, B6, C), 철을 바탕으로 합성해서 만들어지기 때문에 비타민 C는 카르니틴의 합성에 필수적이에요. 따라서, 비타민C를 섭취하게 되면 지방 산화에 필수적인 카르니틴 합성을 원활하게 할 수 있어요.

지방의 산화를 자세히 살펴보면 실제로 우리 몸에 저장된 중성 지방은 공복 시나 운동할 때에 간이나 지방 조직에서 분해돼요. 중성지방은 크게 글리세롤과 지방산으로 나누어져, 수용성인 글리세롤은 혈액을 통해 간으로 이동하고 지방산은 단백질의 일종인 혈중 알부민과 결합하여 지단백질의 형태로 간과 근육 등의 조직세포로 운반하여 산화돼요. 이때 지방산은 카르니틴의 도움으로 미토콘드리아 내부로 이동해 산화할 수 있어요. 즉 카르니틴의 도움이 없으면 지방산은 미토콘드리아 내부로 이동할 수가 없어요.

예를 들어 우리 몸의 카르니틴 농도가 낮으면, 지방산이 세포 주위에 축적되어 혈중지질이나 중성지방의 농도가 짙어지고, 이 때문에 신체 대사에 이상이 일어나게 될 수 있어요. 이런 이유에서 카르니틴은 다이어트에 도움을 주는 약품 또는 식품의 첨가제로 많이 쓰이고 있어요. 중국과 일본에서는 지방의 연소를 돕는 기전 때문에 카르니틴의 전 세계 시장 규모가 1억 3,000만 달러에 이를 것이라는 예측도 있어요.

이렇게 비타민 C는 항산화제로 작용하고, 지방의 산화에도 필수적인 역할을 하기 때문에 섭취기준을 고려하여 매일 섭취해주는 것이 좋아요. 비타민 C는 과일 채소 등에 포함되어 있으며 특히 감, 귤, 토마토, 브로콜리, 시금치, 딸기, 멜론 등에 많이 들어있어요. 연령과 성별, 흡연 여부 등에 따라 차이가 있지만 평균적으로 1일 100mg 이상을 섭취해주는 것을 권장해 드려요. 비타민 C의 주원료인 아스코르브산은 물에 놓으면 강한 산성을 띠기 때문에 식사 혹은 직후에 먹는 것이 좋아요.

06

살 찌게 만드는
화학첨가물

이번에는 간편함으로 많이 먹는 가공식품과 화학 첨가물이 들어있는 식품을
먹으면 왜 살이 찌는지 다뤄보도록 하겠습니다. 생각보다 많은 분이 가공식
품에 익숙해져서 건강과 다이어트에 큰 문제가 없다고 생각하는 분들이 많
아요. 가공식품은 농산물, 축산물, 수산물 등을 가공하여 만든 먹거리를 말
하는데 대표적으로 소시지 같은 햄류, 육포, 라면, 베이컨, 대부분의 통조림
등이 있어요.

가공식품의 진실

요즘은 가공식품도 건강을 생각한 제품들도 많이 나오지만, 대부분 가공식품
은 보존기간을 증가시키기 위해 화학첨가물이 들어가거나, 맛을 내기 위해 화
학첨가물을 많이 넣기도 해요. 더 충격적인 건 다이어트 간식이나 음식들을
보면 칼로리를 낮추기 위해 화학첨가물로 맛을 내는 경우가 많습니다. 물론
가끔 먹거나 소량을 먹는 정도는 인체에 이상을 주지는 않겠지만, 지속적인 가
공식품과 화학첨가물은 건강과 다이어트를 방해하는 큰 문제가 됩니다.

　결론부터 말씀드리면 가공식품과 화학첨가물을 지속해서 먹으면 콩팥 위
에 있는 부신이 망가지게 되고 이는 다이어트 실패와 피로감, 혈액순환 저

하, 골밀도 저하, 성 기능 저하로 이어지게 됩니다. 이제부터 왜 가공식품과 화학첨가물 섭취를 줄여야 하고, 콩팥과 부신에 어떤 악영향이 나타나는지 생리학적으로 설명드릴게요. 가공식품과 화학첨가물을 지속해서 섭취한 분들은 운동해도 체중감량이 더딜 수밖에 없는데 이런 분들은 부신 피질 호르몬, 부신 수질 호르몬, 그리고 부신의 기능이 제대로 작동하고 있지 않을 가능성이 있어요. 부신은 우리 몸 안에 있는 콩팥이라는 장기 위에 있는 내분비 기관이에요. 생명 유지에 매우 중요하고 콩팥과는 기능이 다르지만, 콩팥의 기능을 돕는 역할을 해요.

부신의 기능

부신 호르몬에 관해 이야기하기 전에, 부신 호르몬을 분비하는 기관인 부신에 대해 먼저 알아보도록 할게요. 부신은 한 쌍의 콩팥 위에 위치한 호르몬을 분비하는 내분비 기관이에요. 콩팥은 사람의 등 쪽에 좌, 우로 있는 두 개의 강낭콩 모양의 기관으로 몸속의 노폐물을 배출하고 대사 작용에 필요한 미네랄, 전해질, 인체의 산-염기 항상성을 유지하고 조절하는 데 매우 중요한 역할을 해요. 앞에서 말한 콩팥의 기능들을 돕는 부신의 형태를 자세히 보면 안쪽의 수질과 바깥쪽인 피질로 이루어져 있어요.

수질과 피질에서 분비되는 호르몬은 각각 달라요. 부신 수질은 교감 신경계를 구성하는 한 부분으로 수질에서 분비되는 호르몬에는 우리가 교감 신경 호르몬 또는 아드레날린이라고 알고 있는 카테콜아민계에 속하는 에피네프린과 노르에피네프린이 있어요. 부신피질호르몬에는 크게 3가지 호르몬이 있는데요. 스테로이드 호르몬인 코르티솔, 알도스테론, 안드로겐(DHEA) 입니다. 여기서 부신피질호르몬은 뇌하수체에서 보내는 부신피질자극호르몬(ACTH)의 영향을 받아 부신 피질에서 분비가 돼요.

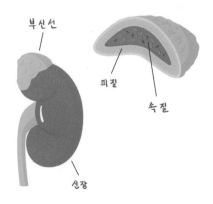

<신장과 부신의 구조>

부신피질호르몬의 기능과 변화

부신피질호르몬들의 생성 및 분비, 그리고 부신 기능에 변화가 생겼을 때 어떤 신체적 변화가 나타나는지 자세하게 알아보도록 할게요. 부신피질에서 분비되는 호르몬으로 코르티솔, 알도스테론, 그리고 안드로겐(DHEA) 각각에 대해 차례대로 알려드릴게요.

먼저 우리에게 잘 알려진 호르몬인 코르티솔은 외부 자극에 빠르게 반응하는 스트레스 호르몬 또는 활력 호르몬이에요. 코르티솔의 작용은 이전 영상에서 다룬 인슐린과도 깊은 관계가 있어요. 식사 직후나 단당류 섭취로 우리 몸 안에서 혈당이 빠르게 올라가게 되면 췌장에서 급히 혈당 조절을 위해 인슐린 분비하는데, 분비되는 인슐린에 의해서 다시 혈당이 급격하게 떨어지는 저혈당 상태가 나타날 수 있어요. 이때, 혈당이 정상 수준 이하로 내려가지 않도록 조절하는 호르몬이 코르티솔입니다.

콩팥의 구조를 함께 살펴보면 콩팥 안쪽에는 사구체라는 우리 몸속 노폐물 여과기가 있는데, 혈액이 사구체를 통과하면서 필요한 물질을 걸러내는 역할을 합니다.

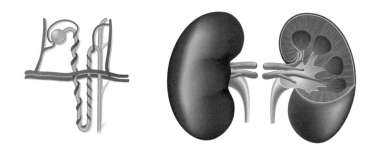

하지만 혈액에 존재하는 당이 너무 많아 피가 끈적해지면 우리가 물에 설탕을 많이 탔을 때, 끈적한 정도가 높아져 잘 흐르지 않는 것처럼 혈액이 혈관이라는 통로를 수월하게 이동할 수 없기 때문에 코르티솔이 혈당이 높으면 내려주고 또 혈당이 너무 낮으면 올려주는 역할을 하면서 콩팥의 기능을 보조해요.

혈당 조절의 과정을 자세히 설명하면 우리 몸에서 혈당이 낮다고 감지했을 때 부신에서 코르티솔을 분비해 간에서 당이 아닌 물질들을 이용해 포도당으로 재합성하는 포도당신생당합성 과정이 일어나게 되고, 다른 조직에서는 당을 사용하지 못하도록 함으로써 에너지가 필요한 근육과 조직에 당이 적절히 전달될 수 있도록 해요. 하지만 부신의 기능이 떨어지게 되면 코르티솔 생성이나 분비가 제대로 이루어지지 않기 때문에 체내 에너지 공급이 원활하게 이루어지지 않아 계속 피곤하고 기력이 떨어지는 현상이 발생하는데 이런 현상이 나타나면 우리 몸은 빠르게 에너지를 충전하기 위해 단 음식이나 당을 섭취하도록 함으로써 에너지를 급속으로 보충하려고 해요.

평소에 단 음식을 즐겨 먹지 않았는데 갑자기 케이크나 마카롱 같은 디저트가 당기고 조금 전에 식사를 마쳤는데 금세 무언가 먹고 싶은 욕구가 생긴다면 부신 기능 저하를 의심해 볼 수 있어요. 부신피질에서 분비되는 두 번째 호르몬은 우리 몸의 미네랄, 전해질, 물, 그리고 혈압을 조절하는 알도스테론이에요.

알도스테론은 체내 수분과 염분의 균형을 이루는 데 매우 중요한 호르몬으로 콩팥에 작용해 나트륨 재흡수와 칼륨 분비를 촉진해요. 나트륨이 몸 안에 흡수되면 그만큼 인체는 물을 더 끌어들이려고 하므로 체내 수분이 부족하다고 감지하면 알도스테론이 부신피질에서 분비되어 수분을 채워주는 역할을 하게 되는 거예요. 부신이 제대로 작동하지 않아 알도스테론 호르몬이 적절히 분비되지 못하면 몸속 수분량이 감소하고 콩팥으로 흐르는 혈액양이 감소하게 되는데, 그러면 콩팥에 충분한 혈액 공급이 되지 않으면서 혈액 안에 흐르는 전해질과 미네랄 또한 전달이 안 되기 때문에 콩팥에서 전해질과 미네랄을 흡수할 수 없게 되어 원활한 대사가 어려워지고, 특히 뼈를 구성하는 데 중요한 역할을 하는 미네랄이 빠져나가 뼈가 약해지는 현상이 발생할 수 있어요.

마지막으로 부신에서 생성되는 스테로이드 호르몬인 DHEA(안드로겐)는 남성에게서는 남성 호르몬인 테스토스테론으로, 여성에게서는 여성호르몬인 에스트로겐으로 각각 전환되는 성호르몬이에요. 따라서 부신 기능 저하는 성 기능의 감소를 가져오기도 해요.

부신피로증후군 개선 방법

앞에서 설명한 것처럼, 부신피로증후군을 개선하기 위해서는 부신의 기능을 되돌리고 부신에서 분비되는 호르몬에 대해 우리 몸이 적절하게 반응할 수 있도록 해야 해요. 그러기 위해서는 가공식품이나 화학 첨가물이 많이 들어간 음식 섭취를 줄이고 그 대신 신선 식품 위주로 섭취하는 것을 추천해요. 식이 섬유가 풍부한 통곡물이나 채소는 혈당을 천천히 오르게 해서 부신이 혈당 조절을 위해 코르티솔을 필요 이상으로 생산하거나 준비하지 않아도

되기 때문이에요. 두 번째는 땀이 날 정도의 충분한 운동을 해줌으로써 혈액 순환과 림프 순환을 개선하고 교감신경계를 적절히 활성화하는 방법으로 부신의 기능을 개선할 수 있어요.

마지막으로 성장호르몬이 가장 많이 분비되는 밤 11시에서 새벽 4시 사이에 깊은 잠이 들 수 있도록 습관을 들이는 것을 추천해요. 충분한 수면과 성장호르몬 분비가 결국에는 우리 몸의 주된 에너지 충전기 역할을 하기 때문에 숙면을 위한 각자의 루틴을 찾아 습관을 들이는 게 중요해요. 부신의 기능이 개선되면 아침에 일어날 때 느끼던 극심한 피로감 대신 개운함을 느낄 수 있을 거예요.

정상적으로 작동하는 대사 기능이 뒷받침되지 않으면 체중 감량과 근 성장은 어렵게만 느껴지는 과정이 될 수 있어요. 아주 적은 양의 호르몬이 우리 몸의 균형을 유지하는 큰 역할을 하는 점을 통해서 알 수 있듯이 호르몬 항상성이 깨지면 결국 체중 증가와 건강 이상으로 이어지기 때문에 호르몬의 역할과 기능을 이해하고 운동과 식단을 병행한다면 조금 더 건강하게 체중 감량과 근육 증가를 할 수 있어요.

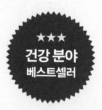

▶ 핏블리 FITVELY × 운동 자세교정 전략집

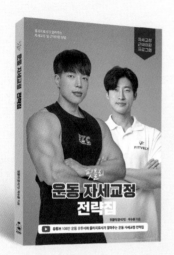

핏블리

운동 자세교정 전략집

핏블리(문석기)·박수환 지음 | 쇼크북스

저도 트레이너지만 핏블리 도움을 많이 받고 있어요! - Clair**
이론 공부 후의 운동 효과는 차원이 달라요! - 썬brav*
다이어트에도 공부가 필요한 이유! 유용한 정보 감사합니다 - 멜라니Mela*

근력운동은 무겁게가 아니라, 정확하게 하는겁니다.

"운동은 유튜브 보고 따라하면 되는거 아닌가요?" 사람마다 체형이 다르기 때문에 본인 자세를 먼저 알아야 합니다. 생각보다 많은 사람들이 몸 좋은 사람의 운동 방법을 그대로 따라하거나 그저 누군가가 저렇게 하니까 나도 이렇게 해야지 라는 생각으로 운동을 하는 사람이 많다. 하지만 100명의 사람을 모아도 똑같은 사람이 없듯, 사람 몸도 똑같은 사람은 없다. 누군가는 스쿼트를 할 때 다리 길이 때문에 보폭을 더 넓게, 누군가는 넓은 보폭이 오히려 부상의 위험이 높게 만들 수 있다. 저자가 이 책에서 강조하는건, 본인 체형을 이해하고 본인에 맞는 운동을 하라고 말한다. 운동을 할 때 통증이 생긴다면 그건 몸에서 보내는 신호이며 통증이 없는 운동자세를 찾는게 중요하다고 말한다. 웨이트 트레이닝같이 무거운 무게를 다루는 운동은 정확한 자세와 최소한의 운동역학 지식을 공부하고 진행하는걸 저자는 추천한다. 특히 운동만큼 중요한 스트레칭과 근막이완의 중요성을 몇번이고 강조한다. 이 책에서는 독자가 쉽게 이해할 수 있게 다양한 해부도 이미지와 QR코드를 통한 운동영상을 담았다. 실전에서 바로 적용할 수 있는 스트레칭과 근막이완, 그리고 올바른 웨이트 트레이닝을 위한 자세를 쉽고 자세히 설명했다.

전국 오프라인 서점 및 인터넷 서점에서 구입 가능합니다.

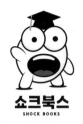

핏블리 기초 운동지식 전략집

펴낸날	초판 1쇄 2022년 8월 1일
	초판 2쇄 2022년 8월 19일
	초판 3쇄 2024년 7월 24일
지은이	핏블리(문석기)
발행인	핏블리
디자인	김소정
펴낸곳	쇼크북스
이메일	moon@fitvely.com

ISBN   979-11-979369-2-0

이 책은 저작권법에 따라 보호를 받는 저작물이므로 무단 전재와 무단 복제를 금지하며,
이 책 내용의 전부 또는 일부를 재사용하려면 반드시 **(주)핏블리**의 서면 동의를 받아야 합니다.

쇼크북스는 독자 여러분의 책에 대한 아이디어와 원고 투고를 기다리고 있습니다.
책 출간을 원하시는 분은 이메일 moon@fitvely.com으로 제안해 주세요.

쇼크북스는 위기를 기회로 만드는 **(주)핏블리**의 출판 브랜드 입니다.